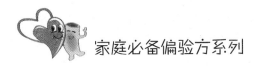

家庭必备偏验方系列

肿瘤偏验方

主编　沈　凌　孙晓伟

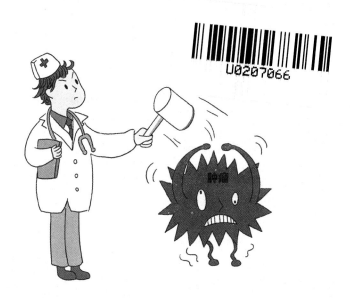

U0207066

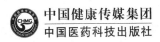

中国健康传媒集团

中国医药科技出版社

内 容 提 要

　　本书收载了大量治疗肿瘤疾病的有效中药偏验方和食疗偏方，每方包括组成、制法用法和功效主治。其内容丰富，用料采集方便，制作介绍详细，用法明确，广大患者可根据自身病情对症选方试用。

图书在版编目（CIP）数据

　　肿瘤偏验方 / 沈凌，孙晓伟主编 . — 北京：中国医药科技出版社，2017.5

　　（家庭必备偏验方系列）

　　ISBN 978-7-5067-9154-0

　　Ⅰ . ①肿… 　Ⅱ . ①沈… ②孙… 　Ⅲ . ①肿瘤—土方—汇编 ②肿瘤—验方—汇编 　Ⅳ . ① R289.55

　　中国版本图书馆 CIP 数据核字（2017）第 052370 号

美术编辑　陈君杞

版式设计　也　在

出版　**中国健康传媒集团** | 中国医药科技出版社

地址　北京市海淀区文慧园北路甲 22 号

邮编　100082

电话　发行：010 - 62227427　邮购：010 - 62236938

网址　www.cmstp.com

规格　880 × 1230mm $\frac{1}{32}$

印张　11 $\frac{1}{8}$

字数　241 千字

版次　2017 年 5 月第 1 版

印次　2019 年 9 月第 2 次印刷

印刷　三河市百盛印装有限公司

经销　全国各地新华书店

书号　ISBN 978-7-5067-9154-0

定价　**29.00 元**

获取新书信息、投稿、为图书纠错，请扫码联系我们。

编委会

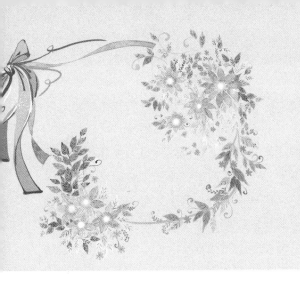

前　言

古人有"千方易得，一效难求"的说法。《内经》有"言病不可治者，未得其术也"。"有是病，必有是药（方）"。对于一些家庭常见疾病，一旦选对了方、用对了药，往往峰回路转，出现奇迹。

本丛书包括：呼吸疾病、消化疾病、糖尿病、高血压、心血管疾病、高脂血症、痛风、肝病、肾病、肿瘤、风湿性疾病、男科疾病、妇科疾病、儿科疾病、美容养生、失眠、疼痛、五官科疾病，共计18分册。每册精选古今文献中偏验方几百首，既有中药内服偏验方，又有中药外用偏验方和食疗偏方。每首偏验方适应证明确，针对性强，疗效确切，是家庭求医问药的必备参考书。

本套丛书引用、收集了民间流传、医家常用以及一些报刊、书籍所载的偏验方，并以中医药理论为依据，以辨证施治为原则，依托中医证型，进行分门别类，去粗存精，避免了众方杂汇、莫衷一是的弊端，使之更加贴近临床，贴近患者，贴近生活，以期达到读之能懂、学以致用、用之有效的目的。

本书收载了大量治疗肿瘤的有效中药内服偏验方、食疗偏方和中药外用偏验方，每方包括组成、制法用法和功效主治。其内容丰富，用料采集方便，制作介绍详细，用法明确。

需要提醒的是，偏验方只是辅助治疗的手段，并且因患者病情分型不同，治疗也会大相径庭，若辨证错误，结果可能会适得其反。所以，强烈建议读者在使用书中偏验方时务必在医生指导下使用，并且使用时间的长短由医生来决定。由于我们的水平和掌握的资料有限，书中尚存一些不尽善美之处，敬请广大读者批评指正。

编者

2016 年 10 月

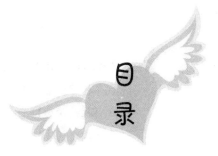

目录

第一章　鼻咽癌　/　1

第二章 肺癌 ／ 30

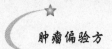

第三章　胃癌　/　62

第一节　中药内服偏验方　/　63

第四章　肝癌 / 98

10

第五章　食道癌 ／ 129

目 录

第六章　大肠癌 / 161

第二节　术后、放化疗偏验方　/　173

第七章　乳腺癌　/　192

第八章 膀胱癌 / 229

第九章　子宫癌　/　254

第二节　术后、放化疗偏验方　/　263

第三节　食疗偏方　/　267

一、粥类偏方　/　267

第十章　甲状腺癌 / 285

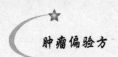

第一章　鼻咽癌

　　鼻咽癌系指发生于鼻咽腔顶部和侧壁的恶性肿瘤，是我国最常见的恶性肿瘤之一。属中医"鼻渊"、"失荣"、"控脑砂"等范畴。主要病因病机为上焦积热、肺气失宣、鼻窍不通，津聚为痰，气血瘀滞，痰热瘀血蕴结，发为鼻咽肿块。

　　临床早期常无明显症状，晚期可出现耳鸣、耳聋、头痛、复视及淋巴结肿大、质硬等。远处转移，常见的转移部位是骨、肺、肝等，多器官同时转移较多见。眼部症状，视力障碍、视野缺损、复视或眼球突出及活动受限，甚至失明，这是由于肿瘤侵犯眼眶或眼球相关的神经，致神经麻痹性角膜炎以及视神经萎缩等所致。恶病质，指消瘦、贫血、乏力、皮肤呈污秽黄色等全身功能衰退现象，为较晚期的表现。

　　治疗一般以疏肝理气、清肺化痰、活血化瘀、软坚散结、调补肝肾为原则。鼻咽癌的治疗临床上以放疗为首选，肿瘤对放射治疗有高度敏感性，效果较好。另外，可采用中医辨证加化疗，放疗后加手术或化疗加免疫治疗等方案，可根据病情选择应用。饮食疗法，能增强放疗或化疗的效果，减轻毒副作用。

鼻咽癌中医辨证分型

1. 热毒壅盛

鼻塞流脓涕或涕中带血，头痛，发热，心烦失眠，咽干口苦，耳鸣耳聋，小便短赤，大便干结，鼻咽黏膜充血，甚至溃疡。舌质红，苔薄白或少苔，脉弦细或细数或滑数。

2. 气血凝聚

鼻塞脓涕，涕血色紫黑，头痛，耳鸣，复视，口干喜冷饮，鼻咽部肿抉，颈部肿块凸出，质坚硬。舌质紫暗或有瘀斑、瘀点，苔薄黄，脉弦细或涩。

3. 痰浊积聚

鼻塞涕多，头晕头重，胸闷痰多，恶心欲吐，纳呆，口干不欲饮水，耳内胀闷，大便溏薄，鼻咽黏膜水肿，分泌物多，颈部肿块。舌质淡暗或淡红，体胖边有齿印。苔白腻，脉弦滑或细滑或濡细。

4. 津亏阴伤

头痛，口干咽痛，唇焦舌燥，影响吞咽，手足心热，午后潮热，尿赤便干，口咽黏膜充血、糜烂。舌质红，少苔、无苔或起芒刺，或有裂纹，脉细滑或滑数或细弦。

5. 脾胃虚弱

头晕，神倦乏力，胃纳差，恶心欲吐，手足麻木，大便溏泄。舌质淡，苔白厚腻，脉细或细缓。

第一节　中药内服偏验方

桑菊枸杞饮

【组成】桑叶 9g，菊花 9g，枸杞子 9g，决明子 6g。

【制法用法】水煎代茶。每日 1 剂。

【功效主治】清肝，泻火，明目。适应于鼻咽癌。

二草双花汤

【组成】人参 3g，金银花 30g，白花蛇舌草 30g，夏枯草 20g。

【制法用法】水煎服，每日 1 剂。

【功效主治】清热解毒。适应于鼻咽癌。

硼脑膏

【组成】金银花 9g，鱼脑石 6g，黄柏 6g，硼砂 6g，冰片 0.6g。

【制法用法】共研为细粉，用香油、凡士林调成软膏，用棉球蘸药膏塞鼻孔内，或用粉吹入鼻孔内。1 日 3 次。

【功效主治】消炎消肿，除湿止痛，清热解毒。适应于鼻咽癌。

石白散

【组成】白芷 3g，鹅不食草 3g，细辛 3g，辛夷 6g，鱼脑石 4 块，冰片 4.5g。

【制法用法】上药各研为细粉，合在一起，研匀，研极细，吹入鼻孔内。每日 2~3 次。

【功效主治】芳香开窍，通透鼻咽，除风止痛，利湿消肿。适应于鼻咽癌。

鼻癌麝香散

【组成】麝香 1g，牛黄 1g，猴枣 1g，珍珠 2g，凤凰衣 3g。

【制法用法】共研为细末。每日 3g，每次 0.5g 温水冲服。

【功效主治】清热解毒，通窍散结。适应于鼻咽癌。

石柏汤

【组成】石上柏 60g，瘦猪肉 60g。

【制法用法】上二味加入清水 6~8 碗，煎至一碗半，分一次或两次服之。每日 1 剂，20 天为 1 个疗程。

【功效主治】养阴润燥，化瘀。适应于鼻咽癌。

野荞麦汤

【组成】鲜野荞麦 15g，鲜汉防己 15g，鲜土牛膝 15g。

【制法用法】水煎服，每日 1 剂。

【功效主治】活血祛瘀，除风利湿。适应于未分化癌（鼻内）。

紫草根汤

【组成】紫草根 30g。

【制法用法】水煎服，日 1 剂。

【功效主治】清热解毒，凉血止血。适应于鼻咽癌。

山豆根粉

【组成】山豆根 15g。

【制法用法】上药浓煎去渣，加香蕉精、糖精少许。喷喉，每日3次。

【功效主治】清热通窍。治疗上焦积热型鼻咽癌。

黄芪抗癌汤

【组成】生黄芪、白花蛇舌草各 50g，黄连 10g，半枝莲 25g。

【制法用法】水煎服，每日 1 剂，分 2 次饮服。

【功效主治】补气解毒。治疗气虚有热型鼻咽癌。

芙蓉薜荔汤

【组成】土贝母、山豆根、山慈菇、白花蛇舌草、半枝莲各 10g，重楼、木芙蓉、薜荔果各 5g，龙葵 15g。

【制法用法】水煎服，每日 1 剂，分 2 次饮服。

【功效主治】解毒利湿。治疗湿热内蕴型鼻咽癌。

益气聪明汤

【组成】蔓荆子 9g，升麻 3g，葛根 9g，白芍 9g，炙甘草 3g。

【制法用法】水煎服，每日 1 剂，分 2 次饮服。

【功效主治】益气通窍。用于鼻咽癌有耳鸣耳聋者。

顺气和中汤

【组成】黄芪、白术、白芍、当归、蔓荆子各 9g，细辛 2.5g。

【制法用法】水煎服，每日 1 剂，分 2 次饮服。

【功效主治】益气健脾、清利头目。用于鼻咽癌有头痛眩晕者。

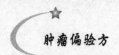

茜根鱼脑汤

【组成】茜草根、黄芩、苍耳子、白芷各 9g，升麻 3g。

【制法用法】水煎服，每日 1 剂，分 2 次饮服。

【功效主治】清解化湿、清利头目。用于鼻咽癌有头痛鼻塞者。

南沙参炙鳖甲方

【组成】南沙参、炙鳖甲各 12g，木莲果 2 个，石菖蒲 6g。

【制法用法】水煎服，每日 1 剂。分 2 次服。

【功效主治】养阴益气化痰。治疗气阴不足，内有痰浊型鼻咽癌。

昆布海藻方

【组成】昆布 9g，海藻 9g，金银花 9g，黄柏 9g，蒲公英 9g。

【制法用法】水煎服，每日 1 剂，分 2 次服。

【功效主治】清热化痰解毒。治疗痰热内蕴型鼻咽癌。

【加减】呕吐加藿香 6g，心神不安加益智仁 9g。

白花蛇舌草方

【组成】白花蛇舌草 60g，半枝莲 3g，金果榄 9~12g。

【制法用法】水煎服，每日 1 剂，分 2~3 次服。

【功效主治】解毒清火。治疗内热炽盛型鼻咽癌等。

水龙骨方

【组成】水龙骨（石蚕）50g，如为干品用 10g。

【制法用法】将水龙骨（石蚕）捣碎，加水煎浓汁，滤去渣。分早、中、晚3次服下。

【功效主治】清肝通窍。治疗肝经有热型鼻咽癌。

山慈菇山豆根方

【组成】山慈菇15g，胆南星10g，半夏10g，白芷10g。

【制法用法】水煎服，每日1剂。

【功效主治】清热宣肺化痰。治疗鼻咽癌（早期）。

石斛生地方

【组成】石斛、生地黄各50g，荷叶1张，藿香、佩兰各5g，白糖适量。

【制法用法】将石斛、生地黄煮水，至沸时，再放入荷叶、藿香、佩兰，继续煮沸5分钟，滤取药汁，加入白糖，待冷入冰箱。夏日作冷饮用，服时可加冰块；冬季可温服。

【功效主治】清热生津。适用于鼻咽癌放疗后口干咽燥者。

龙胆草清鼻方

【组成】龙胆草5g，野菊花10g，苍耳子10g，白芷10g，蜂蜜30g。

【制法用法】先将龙胆草、野菊花、苍耳子、白芷分别拣杂，洗净，晾干或晒干，切碎，同放入砂锅，加水浸泡片刻，煎煮30分钟，用洁净纱布过滤，去渣，取滤汁放入容器，待其温热时，兑入蜂蜜，拌和均匀即成。早、晚2次分服。

【功效主治】清热解毒、通窍止痛。适用于鼻咽癌疼痛者。

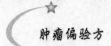

两面针徐长卿蜜方

【组成】两面针 30g，徐长卿 15g，川芎 15g，蜂蜜 30g。

【制法用法】先将两面针、徐长卿、川芎分别拣杂，洗净，晾干或晒干，切碎后，同放入砂锅，加水浸泡片刻，煎煮 30 分钟，用洁净纱布过滤，去渣，取滤汁放入容器，待其温热时，兑入蜂蜜，拌和均匀即成。早、晚 2 次分服。

【功效主治】清热解毒、行气止痛。适用于鼻咽癌疼痛者。

夏天饮

【组成】夏枯草、牡蛎各 15g，川贝母、玄参、麦冬各 9g，天龙 2 条。

【制法用法】水煎服，每日 1 剂，分 2 次饮服。

【功效主治】养阴救液，软坚散结。主治鼻咽癌。

第二节 术后、放化疗偏验方

枸杞根方

【组成】枸杞根 50g，小麦 50g。

【制法用法】将枸杞根放入锅中，加清水适量煎煮，去渣取药汁，加入小麦浸渍一晚，晒干研末。用温开水送食，每日早、晚各 1 次，每日 3g，连服 5 天。

【功效主治】滋阴补肾、养心安神。适用于鼻咽癌术后及放疗。

玄参麦冬山豆根方

【组成】玄参 15g，麦冬 10g，山豆根 10g，金银花 15g，生甘草 3g。

【制法用法】将以上五味洗净，入锅，加水适量，煎煮 2 次，每次 30 分钟，去渣取汁即成。代茶频频饮用，每日 1 剂。

【功效主治】养阴润燥、利咽止渴。适用于鼻咽癌放疗。

菊花麦冬方

【组成】杭菊 30g，麦冬 30g，冰糖适量。

【制法用法】先将麦冬洗净，加水约 500ml，煮约 20 分钟，将杭菊放入煮约 5 分钟，去渣，加冰糖。代茶饮服。

【功效主治】养阴清热。适用于鼻咽癌或放疗。

【宜忌】应用本方以热毒伤阴型为主，如属虚寒型者慎用。

川芎白芷细辛方

【组成】川芎 15g，白芷 10g，细辛 5g，苍耳子 10g，蜂蜜 30g。

【制法用法】先将川芎、白芷、细辛、苍耳子分别拣杂，洗净，晾干或晒干，切碎后，同放入砂锅，加水浸泡片刻，煎煮 30 分钟，用洁净纱布过滤，去渣，取滤汁放入容器，待其温热时，兑入蜂蜜，拌和均匀即成。早、晚 2 次分服。

【功效主治】行气通窍，活血止痛。适用于鼻咽癌疼痛。也适用于鼻咽癌放疗及术后化疗期出现疼痛等症。

西洋参石斛方

【组成】西洋参 10g，玉竹、石斛各 30g，冰糖适量。

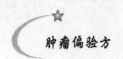

【制法用法】先将西洋参、玉竹、石斛洗净,切片。放入电子炖盅内,加水500ml,隔水炖约1小时,取汁液加冰糖。日常饮用。

【功效主治】具有养阴清热、生津止咳的作用。适用于鼻咽癌及放疗。

抗癌九号

【组成】八角金盘、辛夷、苍耳子各12g,丹参、赤芍各15g。水煎服,每日1剂,30天为1个疗程。

【功效主治】解毒活血。治疗瘀热蕴结型鼻咽癌。辅以放疗和化疗。

通窍活血汤加减

【组成】赤芍、川芎、桃仁、当归、莪术、白芷各5g,生姜3片,大枣5枚。

【制法用法】水煎服,每日1剂。

【功效主治】活血通窍。治疗瘀血阻窍型鼻咽癌。放疗期间连续服用。

海昆白马汤

【组成】海藻15g,昆布15g,辛夷3g,马勃3g,夏枯草15g,升麻4.5g,山慈菇3g。

【制法用法】水煎服,每日1剂,分次饮服。

【功效主治】化痰活血散结。主治鼻咽癌颈淋巴结转移者。

木馒头汤

【组成】木馒头2个,龟甲、瓜蒌、夏枯草各15g,重楼、牡丹皮各 6g。

【制法用法】水煎服，每日 1 剂，分次饮服。

【功效主治】滋阴解毒。用于鼻咽癌有耳下淋巴结转移者。

桔梗射干汤

【组成】桔梗 12g，甘草 6g，玄参、半枝莲、白花蛇舌草各 30g。

【制法用法】水煎服，每日 1 剂。

【功效主治】滋阴、益气、清热解毒。恢复气血津液，消除放化疗产生的毒副作用。

冬参扶正汤

【组成】麦冬 40g，红参 30g，黄芪 20g。

【制法用法】水煎服，每日 1 剂。

【功效主治】益气生津。用于鼻咽癌放化疗后毒副作用。

百合增液汤

【组成】玄参、生地黄、麦冬、沙参各 15g，百合 12g，桔梗 9g。

【制法用法】水煎服，每日 1 剂。

【功效主治】养阴增液，主要用于鼻咽癌放疗后。

滋阴抗瘤汤

【组成】生地黄、沙参、玄参各 15g，天冬、麦冬各 5g，山豆根 5g。

【制法用法】水煎服，每日 1 剂，分次饮服。

【功效主治】滋阴抗癌。治疗鼻咽癌放疗后综合征。

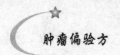

清肺汤

【组成】甘草 3g，麦冬 9g，白芍 9g，生地黄 15g，薄荷 0.6g。

【制法用法】水煎服，每日 1 剂，分 2 次饮服。

【功效主治】清肺养阴。用治鼻咽癌放疗不良反应。

升血调元汤

【组成】鸡血藤 30g，女贞子、黄芪、黄精、补骨脂、党参各 15g。

【制法用法】水煎服，每日 1 剂，分 2 次饮服。

【功效主治】补血调元。适用于鼻咽癌治疗过程中血白细胞下降者。

薄荷甘草方

【组成】薄荷 6g，甘草 3g。

【制法用法】煎汤含漱。每日 4~6 次，或代茶饮用，每日数次。

【功效主治】清洁口腔，生津、止渴、润喉。治疗鼻咽癌放疗后阴亏津伤、口咽干燥等。

人参金银花白花蛇方

【组成】人参 3g，金银花、白花蛇舌草、夏枯草各 20~30g。

【制法用法】水煎服，人参每半月服 3g，服法为：第 1 天 3g 开水冲服，第 2 天以原 3g 人参再冲服，第 3 天开水再冲后连渣服下。单味金银花、白花蛇舌草、夏枯草各 20~30g，水煎服，每周 2 次，连续 2 年。在服用人参当天，停用上述 3 种中草药。

【功效主治】扶正培本，清热解毒。用于鼻咽癌放疗后。

药根方

【组成】白茅根 30g，山豆根 15g，紫草根 30g，薏苡根 15g，板蓝根 12g。

【制法用法】水煎服，每日 1 剂，分次饮服。

【功效主治】养阴清热，泻火解毒。用于鼻咽癌放疗初期。

第三节 食疗偏方

一、汤类偏方

沙参玉竹猪肉汤

【组成】猪瘦肉 60g，白果 5 粒，沙参 15g，玉竹 15g，精盐少许。

【制法用法】先将猪瘦肉洗净，切片；白果去壳，用开水泡烫去衣和芯；沙参、玉竹浸泡洗净；将以上全部用料一起放入炖盅内，加开水适量，加盖，文火隔水炖 1 小时左右，取出调味即可。饮汤食料。

【功效主治】滋肾润肺，养阴解毒。适用于鼻咽癌患者出现身体消瘦，面色黧黑，疲倦干咳，口燥烦热，舌红少苔，脉细数者。

余蜇头芦笋汤

【组成】海蜇头 350g，芦笋、火腿各 25g，黄瓜 50g，冬菇 3

个，碱面 5g，花生油、酱油、味精、细盐、姜汁、高汤各适量。

【制法用法】先将碱面和花生油用开水冲沏成白色，将海蜇头洗净，放入水内（水要没过蜇头），浸泡 5 分钟，蜇头变软即可捞出，撕去衣膜，洗净，用刀切成彩片，温水泡上待用；将火腿、黄瓜洗净，切成条片；冬菇洗净，一切为二；芦笋洗净切薄片；用开水将冬菇和芦笋片分别焯一下；高汤下入锅内烧沸，下入海蜇头、芦笋片、火腿、冬菇、黄瓜、姜汁、味精、酱油，烧沸，撇去浮沫，起锅盛入大汤碗内即成。食蜇头，饮汤。

【功效主治】清热化痰，润肺散结。适用于鼻咽癌患者食用。

防治鼻癌汤

【组成】天花粉 15g，蒲公英 10g，川贝母 10g，紫草根 25g，猪瘦肉 100g，精盐适量。

【制法用法】将上述药材分别洗净，川贝母洗后打碎，瘦肉洗净，同放入瓦煲内，加水 6 碗，煎至肉烂味出。去药渣饮汤食肉，每日 2 次。

【功效主治】养阴益肺，防治癌症。适用于鼻咽癌及鼻窦癌患者食用。

解郁通窍汤

【组成】乌龟 1 只（约 500g），柴胡 10g，桃仁 10g，白术 15g，白花蛇舌草 50g。

【制法用法】乌龟杀后，去内脏，洗净待用；将其他各药洗净后加水 6 碗置于瓦煲内，文火煎熬剩两碗汤时，将汤倒入炖盅内，放入龟肉，加少许盐，隔水炖熟。去药渣食肉饮汤，分 2 次食用。

【功效主治】软化结核，逐下痰积，滋阴通鼻，防治癌症。适用于鼻咽癌、鼻窦癌气血亏损者。

杏仁玉竹瘦肉汤

【组成】玉竹15g，麦冬10g，沙参15g，白果15g，甜杏仁10g，瘦肉75g，油、盐各适量。

【制法用法】将以上各药洗净，与瘦肉一起放入瓦煲内，加清水6碗，文火煲至3小时后即可。去药渣食肉饮汤，每日分2次食用。

【功效主治】养阴润肺，清热解毒，防治癌症。适于鼻咽癌、鼻窦癌患者食用。

土茯苓瘦肉汤

【组成】土茯苓18g，鹅不食草18g，白花蛇舌草25g，半枝莲20g，瘦肉250g。

【制法用法】将各药洗净，加瘦肉置瓦煲内，加清水6碗，文火煎煮至两碗时即可。去药渣饮汤食肉，分2次食用。

【功效主治】清热解毒。适用于鼻咽癌及鼻窦癌患者食用。

石上柏瘦肉汤

【组成】石上柏60g，瘦肉100g，红枣12枚，料酒、白糖、酱油、鲜汤、葱、姜各适量。

【制法用法】将石上柏洗净切碎，装入纱布袋，扎紧袋口；瘦猪肉洗净，切成肉丝；红枣洗净；葱洗净切段；姜洗净，切成片；纱布药袋放入锅内加水烧沸，转慢火熬煮成汁液，去纱布药袋，留汁液；锅烧热下入猪肉丝煸炒，炒至发白色时，放入料酒、酱油、葱、姜，稍加翻炒后，放入鲜汤、药汁液、红枣，用大火烧沸后，撇去浮沫，转用文火炖至肉酥烂即可食。饮汤，食肉。

【功效主治】清热解毒，活血消肿，补益气血。适用于鼻咽癌患者食疗。

西洋参银耳羹

【组成】西洋参10g，银耳50g，白糖30g。

【制法用法】将西洋参切片，晒干，研成细粉；将银耳用冷开水泡发，去蒂和杂质，洗净后入锅加水文火煨炖1小时，待银耳稠烂时加入西洋参粉，并加入适量白糖，拌匀待糖溶化即成。饮汤。

【功效主治】益气滋阴，强身抗癌。适于鼻咽癌放疗后气阴两伤，出现咽干咳嗽，食欲减退，精神萎靡等症患者食用。

猴头薏苡仁汤

【组成】猴头菇30g，薏苡仁60g，红糖适量。

【制法用法】将猴头菇洗净，切碎，与薏苡仁同放入砂锅中，加清水适量，煎煮成汤即可。饮时加红糖调味。每日1剂，分2次饮完，可经常饮用。

【功效主治】健脾益胃，益气抗癌。适用于喉癌手术后及放疗化疗期间气血不足者。

莲子百合瘦肉汤

【组成】去心莲子、百合各50g，瘦猪肉250g，葱白、生姜片、精盐、麻油、味精各适量。

【制法用法】将莲子、百合洗净；瘦猪肉洗净，切成肉丁。将百合、莲子、肉丁放入锅中，加清水适量，用大火煮沸后，加入葱白、生姜片、精盐，改用小火煮至烂熟，加麻油、味精调味即可。喝汤食肉、百合及莲子。每日1剂，连食5~7日。

【功效主治】益脾胃，养心神，润肺燥。适用于鼻咽癌手术后及化疗放疗后肺胃阴伤者。

山药莲子薏苡仁汤

【组成】山药、薏苡仁、莲子各30g，白糖适量。

【制法用法】将山药、莲子、薏苡仁洗净，放入锅中，加清水适量，用大火煮沸后，改用小火煨熟，加白糖调味即可。每日1剂，1次食完，经常食用。

【功效主治】健脾渗湿，益气抗癌。适用于鼻咽癌。

乌龙汤

【组成】乌龙茶6g，乌梅15g，蜂蜜适量。

【制法用法】将乌龙茶、乌梅放入锅中，加清水适量煎煮成汤，滤取汤液，加入蜂蜜调匀即可。每日1剂，分2次饮完，可常饮。

【功效主治】清热解毒，利尿止泻，防癌抗癌。适用于鼻咽癌。

二、茶类偏方

石竹茶

【组成】石竹30~60g。

【制法用法】将石竹洗净，入锅，加水适量，煎煮30分钟，去渣留汁即成。代茶频频饮用，当日饮完。

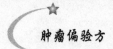

【功效主治】活血化瘀，清热利尿。适用于气滞血瘀型鼻咽癌。

蒲公英二根茶

【组成】蒲公英 30g，白茅根 50g，芦根 50g。

【制法用法】将蒲公英、白茅根、芦根分别拣杂，洗净，晾干或晒干，切碎，同放入砂锅，加水足量，浸泡透后，煎煮 30 分钟，用洁净纱布过滤，去渣，收取滤汁放入容器中即成。当茶，早晚 2 次分服，或频频饮服之。

【功效主治】清热凉血，防癌抗癌。适用于鼻咽癌患者涕中带血症。

桑菊枸杞茶

【组成】桑叶、菊花、枸杞子各 9g，决明子 6g。

【制法用法】将以上 4 味药洗净，入锅，加水适量，大火煮沸，改小火煎煮 30 分钟，去渣取汁即成。当茶，早晚 2 次分服，或频频饮服之。

【功效主治】清热泻火，平肝解毒。适用于邪毒肺热型鼻咽癌出现头痛头晕，视物模糊，口苦咽干等症。

金银菊花茶

【组成】金银花 30g，白菊花 10g，绿豆 50g。

【制法用法】将金银花、白菊花拣杂，洗净，同放入砂锅，加水浸泡片刻，煎煮 15 分钟，过滤去渣，取汁，备用。将绿豆择洗干净，放入砂锅，加水足量，大火煮沸，改用小火煨煮 1 小时，待绿豆熟烂时调入金银花菊花煎汁，拌匀，再煮沸即成。当茶，或当饮品，早晚 2 次分服，亦可多次分服。

【功效主治】清热解毒。适用于热毒内炽型鼻咽癌放疗后黏膜充血水肿、渗出增加等症。

玄参麦冬茶

【组成】玄参30g，麦冬20g，生甘草5g，桔梗15g，绿茶3g。

【制法用法】将玄参、麦冬、生甘草、桔梗分别拣杂，洗净，晾干或晒干，切成片，同放入砂锅，加足量水，浸泡片刻，大火煮沸后，加入绿茶，拌和均匀，再用小火煎煮30分钟，用洁净纱布过滤，去渣取汁即成。当茶，或当饮料，早晚2次或多次分服，频频饮用。

【功效主治】养阴清热，利咽解毒。适用于阴虚内热型鼻咽癌放疗后咽喉干燥疼痛、舌红少津等症。

西洋参山栀茶

【组成】西洋参60g，山栀40g。

【制法用法】将西洋参切片备用。每天取3g西洋参、2g山栀放入茶杯中，用沸水冲泡，加盖闷10分钟后便可饮用。代茶频频饮用，一般可冲泡3~5次，当天饮完，于放疗前2周开始直至放疗完毕。

【功效主治】补养肺阴，清泄虚火。适用于鼻咽癌放疗引起的口鼻咽部放射性反应。

三、粥类偏方

百合银耳粥

【组成】百合50g，银耳30g，大米50g，蜂蜜15g。

【制法用法】银耳水发洗净，隔水煎炖至烂熟。大米、百合洗净，入锅熬煮成粥，入银耳后兑入蜂蜜。温热食用。久服多食无害。便溏减蜜，加冰糖矫味。

【功效主治】滋阴益气，解毒润燥。适用于鼻咽癌放疗后气阴两伤所致口干咽燥、虚烦干咳、食少舌红者。

阿胶粥

【组成】阿胶 20g，红糖 15g，糯米 100g。

【制法用法】将洗干净的糯米入锅，加水 1000ml，用大火烧开后转用小火熬煮成稀粥，再加入捣碎的阿胶粒，边煮边搅匀，调入红糖即成。早晚餐食用。

【功效主治】养血益气，补中和胃。适用于鼻咽癌等肿瘤手术后气血不足、脾胃虚弱者。

麦冬生地粟米粥

【组成】麦门冬 15g，生地黄 20g，粟米 100g。

【制法用法】将麦门冬、生地分别拣杂，洗净，切成片或小段，粟米淘洗干净，放入砂锅，加水适量，大火煮沸后转用小火煨煮至粥稠，粥将成时加入麦门冬、生地，拌匀，再继续煮 10分钟即成。早晚餐食用。

【功效主治】养阴生津，补肾抗癌。适用于鼻咽癌等肿瘤放疗后出现的热盛阴伤之症。

鹅血大米粥

【组成】鹅血 250g，大米 100g，大蒜、葱花、植物油、精盐、味精各适量。

【制法用法】鹅血用沸水烫熟，切成方块；葱花、大蒜洗净切细末。将大米淘洗干净，放入锅中，加清水适量煮粥，粥熟时加入鹅血、葱花、蒜末煮沸片刻，加入植物油、精盐、味精调味即可。每日1剂，分2次食完，可经常食用。

【功效主治】健脾益胃，补气益血。适用于鼻咽癌。

芦根生地粥

【组成】芦根30g，生地黄30g，大米100g。

【制法用法】先将芦根、生地黄加水适量煎液，以此药汁煮粥。分2次温服。

【功效主治】具有清热凉血、生津止渴的作用。适用于鼻咽癌烦渴鼻出血者。

鸭血粳米粥

【组成】鸭血200g，粳米100g。

【制法用法】粳米加水适量先煮，最后加入切成小块的鸭血，同煮成粥。分2次温服。

【功效主治】具有滋阴养血的作用。适用于鼻咽癌放疗后白细胞降低者。

大枣花生糯米粥

【组成】大枣10枚，花生米30g，糯米100g。

【制法用法】三味加水适量共煮粥。分2次温服。

【功效主治】具有补益气血的作用。适用于鼻咽癌放疗后白细胞降低者。

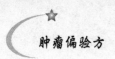

苍耳荠菜粥

【组成】鲜苍耳草 30g，鲜荠菜 100g，粳米 80g，冰糖 20g。

【制法用法】将粳米淘洗净，苍耳草、荠菜分别洗净，切碎，压榨取汁液，粳米与上两味汁液放入锅内，加清水适量，先用武火烧沸，再用文火熬煮，至米熟放入冰糖，煮至米烂成粥。温服，每日 1 次，作早餐食用。

【功效主治】具有清热解毒，凉血止血的作用。适用于鼻咽癌之热毒蕴结型，症见鼻塞鼻出血、耳鸣、鼻涕腥臭、鼻流浓涕带血、舌红、苔黄、脉数者。

鱼脑石绿豆粥

【组成】鱼脑石 25g，绿豆 50g，赤小豆 50g。

【制法用法】将鱼脑石捶碎研极细末，和绿豆、赤小豆同煮粥服食。每日 1 次。

【功效主治】具有健脾强胃、补中益气、强筋健骨的作用。适用于鼻咽癌患者。

四、菜肴类偏方

蛤蜊烩黑豆

【组成】蛤蜊 300g，黑豆 100g，植物油、酱油、生姜丝、葱花、蒜蓉、味精、精盐各适量。

【制法用法】将蛤蜊洗净，加精盐稍腌去沙。锅中放植物油烧至冒烟，放生姜丝、酱油，盖锅盖，用中火烧沸，放蛤蜊、黑豆、蒜蓉及味精，再盖上盖，烩熟，撒上葱花即可。经常食用。

【功效主治】清热解毒，滋阴补肾。适用于鼻咽癌，症见口干舌燥者。

贞芪虫草香菇鸭

【组成】女贞子20g，生黄芪30g，冬虫夏草5g，香菇30g，肥鸭1只，调味品适量。

【制法用法】女贞子、黄芪、虫草用凉水稍洗去泥土，纱布包装，香菇水发洗净。鸭宰杀去毛除内脏洗净。共入砂锅，加葱、生姜、黄酒、精盐及水。小火炖煮至鸭肉脱骨，去药包。佐餐分次服食。食肉及香菇饮汤。

【功效主治】补气养血，调补阴阳。适用于晚期鼻咽癌。

双味甲鱼

【组成】黄芪30g，枸杞子30g，甲鱼500g，精盐、植物油各适量。

【制法用法】将甲鱼去内脏，剁去头、爪，洗净，切块；黄芪切片，用纱布包好，枸杞子洗净。将甲鱼、黄芪、枸杞子放入锅中，加清水适量炖熟，去药渣，加植物油、精盐调味即可。喝汤食肉。每周食1~2次，每次1剂。

【功效主治】补中益气，滋阴生血。适用于鼻咽癌放疗所致眩晕或白细胞减少者。

莲子百合焖肉

【组成】莲子30g，百合30g，瘦猪肉250g，葱花、植物油、精盐各适量。

【制法用法】将猪肉洗净，切成小块；莲子、百合洗净待用。

将猪肉、莲子、百合放入锅中，加清水适量，用大火煮沸后，改用中火焖至肉烂熟，加入葱花、植物油、精盐调味即可。每日1剂，连食5~7日。

【功效主治】益脾胃，养心神，润肺燥。适用于鼻咽癌手术及化疗放疗后肺胃阴伤者的辅助食疗。

川贝炖猪肉

【组成】瘦猪肉30g，川贝母9g，瓜蒌15g，紫草30g，精盐适量。

【制法用法】将川贝母、瓜蒌、紫草煎汤去渣后，和瘦猪肉炖熟，放入精盐调味即成。每天1剂，连服1个月为1个疗程。

【功效主治】养阴，清热解毒。适用于肝肾阴虚之鼻咽癌。

丹参三七煮鸡蛋

【组成】红丹参10g，生三七3g，鸡蛋2只。

【制法用法】将以上三物一同放入锅中，加清水适量，置火上煎煮，待鸡蛋煮熟后去壳再煮，至药性完全煮出后即可。吃蛋喝汤，每日1剂，分2次食，连续食10~15日。

【功效主治】活血化瘀，行气散结。适用于气血痰瘀互结之鼻咽癌。

无花果炖肉

【组成】鲜无花果120g，猪瘦肉120g

【制法用法】分别洗净，切块，同入锅中加水适量，加调料适量，煮至肉烂。喝汤吃肉。

【功效主治】具有健脾和胃、消肿解毒作用。适用于鼻咽癌放疗后伴口干、咽痛者。

天花粉川贝紫草炖瘦肉

【组成】天花粉 15g，川贝 9g，紫草根 30g，瘦肉 60g。

【制法用法】煎汤去渣后，加瘦肉 60g 炖熟，食盐调味服食。每 2 天 1 剂，连服 30 天。

【功效主治】具有生津止血作用。适用于鼻咽癌伴经常涕血、咽干者。

北芪杞子炖乌鸡

【组成】北黄芪 30g，枸杞子 10g，大枣 10 枚，乌骨鸡 500g，姜 3 片，葱段 5 条，盐少许。

【制法用法】将乌骨鸡宰后去毛洗净，剖腹去内脏，洗净切块，北黄芪、枸杞子、大枣洗净后与姜、葱一起放入炖盅内，加少许盐，水适量，隔水炖 1 小时即可服食。喝汤吃肉。

【功效主治】具有健脾益肾的作用。适用于鼻咽癌。外感未愈或发热者忌用。

川贝炖雪梨

【组成】川贝 6g，雪梨 1 个，冰糖适量。

【制法用法】川贝打碎，雪梨洗净，连皮切成 6 块，去核。加冰糖及水适量，放入炖盅隔水炖 40 分钟。饮汤食梨肉。

【功效主治】具有养阴润燥、清热化痰的作用。适用于鼻咽癌或其他癌症放疗后证属热毒伤阴型，症见口干口苦、咽干鼻燥、干咳少痰、心烦多梦、大便干结、小便黄、舌红、苔少、脉细数者。

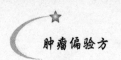
第四节 涂擦、敷贴偏验方

紫金锭方

【组成】紫金锭。

【制法用法】适量醋调外敷于患处。每日 3 次。

【功效主治】辟瘟解毒，消肿止痛。适用于鼻咽癌。

青黛冰片方

【组成】青黛、冰片。

【制法用法】青黛研粉，调冰片，取适量，涂局部。每日数次。

【功效主治】止痛，促进溃疡愈合。用于鼻咽癌放疗出现口腔黏膜溃破者。

第五节 滴鼻、吹药、漱口偏验方

麻油方

【组成】麻油适量。

【制法用法】麻油适量煮沸冷却后装瓶以滴鼻。每侧鼻孔 3~5 滴。

【功效主治】润燥消炎。适用于鼻咽癌。

白芷鹅不食草细辛方

【组成】白芷 3g，鹅不食草 3g，细辛 3g，辛夷 6g，鱼脑石 4

块，冰片 4.5g。

【制法用法】上药共研细末。每日 1~2 次，吹入鼻窍内。

【功效主治】祛风湿，活血排脓，生肌止痛。适用于鼻咽癌。

射干生石膏方

【组成】射干 12g，生石膏 20g，金银花 15g，连翘 15g，马勃 9g，薄荷（后下）6g，冰片 0.1g。

【制法用法】前 6 味共煎成药液，加入冰片，含漱。每日数次。

【功效主治】解毒利咽，清热化痰，散热消结。适用于鼻咽癌。

第六节 蒸汽吸入偏验方

黄菊方

【组成】黄连、黄芩、黄柏、大黄、菊花各适量。

【制法用法】上药加水适量，煮沸后吸入蒸汽。每日数次。

【功效主治】清热燥湿，泻火解毒。适用于鼻咽癌。

冰片川芎方

【组成】冰片 20g，川芎 20g，细辛 9g，白芷 12g，夏枯草 60g，炒苍耳子 60g，远志 6g，石菖蒲 60g。

【制法用法】上药加 500ml 水，浸泡 30 分钟，武火煮沸 10 分钟，然后将药液滤出倒入 2 个小口杯中，放于患者头部两侧，使药汽自然吸入鼻孔。每日数次。

【功效主治】活血行气，散郁火，祛风止痛。适用于鼻咽癌。

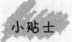

小贴士

中医治疗癌瘤的"七忌"

1. 忌活血药用得太过
2. 忌以毒攻毒药量过大
3. 忌泻下攻伐过猛
4. 忌补药用之不当
5. 忌饮食上或服药时忌口不严
6. 忌隐瞒病情不配合用药
7. 忌不遵医嘱随意停药

鼻咽癌患者饮食宜忌

1. 宜食品种

鼻咽癌饮食宜多食有抗癌作用的食物，如芋艿、黄瓜、猕猴桃、蛇肉等。鼻咽癌患者放疗后，由于咽黏膜和唾液腺损伤，饮食调配很重要，主食宜半流质或烂食为主，另外搭配一定量米汤、稀饭、牛奶、豆浆及新鲜水果榨取的汁。

可以用作饮食治疗的药物与食物有罗汉果、百合、枇杷果、花旗参、山药、莲子、黄芪、党参、冬虫夏草、胡萝卜、荸荠、白萝卜、番茄、莲藕、雪梨、柠檬、山楂、枸杞子、无花果、草莓、苦瓜、蘑菇、丝瓜、薏苡仁、沙参、麦冬、生地黄、玄参、玉竹、白果、甜杏仁、川贝母、

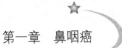

天花粉、葛根、鲜乌梅、菱角、冰糖及猪瘦肉、鱼等。

2.饮食禁忌

禁忌烟、酒、辣椒，慎用生葱、芥末之品；忌肥腻、油煎、熏烤食物；少食用咸、腌制品；忌食辛辣刺激食物；不宜进食过于干燥、粗糙食物。

第二章　肺癌

肺癌指原发于支气管黏膜和肺泡的癌肿。肺癌的常见症状为咳嗽、咯血和血痰、发热、胸痛、气急等，以咳嗽、咯血和血痰为首发症状。肺癌的全身症状多在晚期出现，常见全身乏力，消瘦，贫血，骨关节肿大，杵状指、趾，男子乳腺发育，带状疱疹等。若肿瘤压迫或侵犯邻近组织可出现声音嘶哑，头面部及上肢水肿，锁骨上窝淋巴结肿大。晚期常出现肝、脑、骨等转移。

本病属于中医学"肺花疮"，"息贲"、"肺积"等范畴。主要由于正气虚损，阴阳失调，六淫之邪乘虚入肺，导致肺脏功能失调，日久痰气瘀毒胶结，而成本病。临床上常分为肺阴虚，肺脾两虚，肺肾两虚，瘀毒阻肺，气血双亏等型辨证治疗。

肺癌中医辨证分型

根据肺癌的不同时期，人体正邪的盛衰，以及患者不同体质，在肺癌发生发展的临床过程中，常见以下 5 种不同证型：

1. 阴虚内热型

表现为干咳或呛咳，痰少或无痰，或痰中带血，声音嘶哑，口干，便秘。舌质暗红，舌苔薄黄少津，脉细数无力。

2.脾虚痰湿型

表现为咳嗽频频，咳痰量多，色白，多泡沫，胸闷憋气，神疲乏力，倦怠，食欲不振，大便稀烂，舌体胖大，舌边有齿痕，舌苔薄白或白腻，脉滑。

3.气滞血瘀型

表现为胸胁胀满，胸痛如针刺，痰中带血或咯血，每遇情绪变化时症状加剧。舌质暗红，有瘀斑，舌苔薄黄，脉细弦。

4.饮停胸胁型

表现为胸胁胀满不舒，咳引胸胁痛，胸憋气促，不能平卧，咳痰量多，舌质暗红，舌苔白腻，脉滑。

5.气阴两虚型

症见咳嗽少痰，咳声低微，气短无力，动则喘促，易汗出，食欲不振，形体消瘦，舌淡或舌质红，苔少，脉沉细无力。

第一节　中药内服偏验方

二参汤

【组成】南沙参、北沙参、天花粉各 15g，川贝 3g，生甘草 6g。

【制法用法】水煎服。每日 1 剂。

【功效主治】养阴清肺，解毒化痰。适应于肺癌。

芪梗汤

【组成】黄芪 60g，桔梗 10g，沙参 25g，云苓 10g，百合 10g，

甘草 9g。

【制法用法】水煎服，每日 1 剂，分 2 次服。配合放疗及高压氧治疗。

【功效主治】健脾益气，祛痰平喘，补肾，扶正抗癌。适应于肺腺癌放疗后。

散结方

【组成】蛇六谷、生半夏、生南星、黄药子、夏枯草、海藻、昆布各 20g。

【制法用法】先将蛇六谷纳水中，煎 1 小时，入诸药共煎。分 2 次温服。

【功效主治】软坚散结。适应于肺癌。

消肿方

【组成】鱼腥草、漏芦、土茯苓、蛇舌草、山豆根各 15g，苦参片 6g。

【制法用法】水煎。每日 2 次。

【功效主治】清热消肿解毒。适应于肺癌发热，便结溲赤，苔黄脉数。

三参芪地饮

【组成】西洋参 3g，沙参 15g，丹参 15g，黄芪 15g，生地 10g。

【制法用法】水煎服，每日 1 剂，早、晚分服，西洋参另包煎单服。

【功效主治】益气生津，佐以活血清热。适应于肺癌放化疗后气血虚弱偏热者。

草贝方

【组成】鱼腥草 15g，仙鹤草 15g，猫爪草 15g，蚤休 15g，葶苈子 12g，生半夏 15g，浙贝 9g。

【制法用法】水煎服，每日 1 剂。

【功效主治】清热化痰，宣肺止咳。适应于肺癌。

养阴汤

【组成】党参 15g，仙鹤草 15g，黄芪 15g，北沙参 15g，天冬 15g，生地 15g，川贝 9g。

【制法用法】水煎服，每日 1 剂，分 2 次口服，化疗配合 MOP 方案。

【功效主治】益气清热养阴。适应于晚期肺癌属气阴两虚型者。

莲英汤

【组成】半枝莲 15g，白英 15g。

【制法用法】水煎服，日 1 剂，每日 2 次分服。

【功效主治】祛湿化痰，散结。适应于肺癌。

化痰汤

【组成】白术 15g，山药 15g，冬瓜子 15g，陈皮 10g，杏仁 9g。

【制法用法】水煎服，每日 1 剂，分 2 次口服。

【功效主治】益气健脾化痰。适应于晚期肺癌属脾虚痰湿型者。

蜂蜜丸

【组成】露蜂房、蝉蜕、僵蚕各等份，蜂蜜适量。

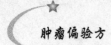

【制法用法】将上 3 味研末，炼蜜为丸。每服 6g，每日 2 次。

【功效主治】润肺化痰，散结消肿。适应于肺癌咳嗽症明显者。

益肺清痰汤

【组成】黄芪、忍冬藤各 15g，全瓜蒌、败酱草各 6g，黄芩、葶苈各 5g。

【制法用法】水煎服，日服 3 次。

【功效主治】益肺化痰。适应于肺癌咳嗽，气短，有痰者。

鹿角海马汤

【组成】鹿角片 10g，大海马 10g，冬虫夏草 10g，广青皮 3g，粉甘草 3g。

【制法用法】水煎服，每日 1 剂。

【功效主治】补肾祛湿，破结软坚。适应于肺癌（肾气亏虚，肺有痰湿）。

健脾行气宽中汤

【组成】党参 15g，黄芪 15g，白芍 5g，川芎 5g，莪术 5g。

【制法用法】水煎服，每日 1 剂，分 2 次口服。

【功效主治】健脾行气宽中。适应于晚期肺癌属气郁血阻者。

白英汤

【组成】垂盆草 15g，白英 15g。

【制法用法】水煎服，每日 1 剂。

【功效主治】清热解毒，抗癌。适应于肺癌。

加减玄胡枳壳浙贝汤

【组成】玄胡、枳壳、浙贝、赤芍、白芍、当归、丹参、川芎、川楝子、瓜蒌。

【制法用法】水煎服，每日 1 剂，分早晚 2 次服。

【功效主治】行气宽中、活血化瘀。适应于非小细胞肺癌。

紫草根方

【组成】紫草根 15g，草河车、前胡、马兜铃、夏枯草、海藻、土贝母各 6g。

【制法用法】水煎服，每日 1 剂。

【功效主治】软坚散结，清肺化痰。适应于肺癌。

二皮汤

【组成】瓜蒌皮、桑白皮、贝母、竹沥、半夏、百部各 9g。

【制法用法】水煎服，每日 1 剂。

【功效主治】宣肺化痰，清热散结。适应于肺癌。

加减六君子汤

【组成】党参 30g，白术 15g，茯苓 30g，半夏 10g，甘草 5g。

【制法用法】水煎服，每日 1 剂，水煎 2 次，取汁 500ml，分早、中、晚 3 次口服，3 个月为 1 个疗程。

【功效主治】培土生金，宣肺化痰。适应于肺癌。

留行棱术汤

【组成】三棱 15g，莪术 15g，留行子 15g，桃仁 12g，丹参 15g。

【制法用法】水煎分 2 次服。每日 1 剂。

【功效主治】活血化瘀，通络散结。适应于原发性肺癌。

参冬芪汤

【组成】太子参、麦冬、五味子、生黄芪、沙参、枇杷叶、生地、杏仁各等份。

【制法用法】水煎服，每日 1 剂，分 2 次早晚服。

【功效主治】补气养阴，清肺止咳。适应于中晚期肺癌。

艾蜂汤

【组成】蜂房 9g，蛇蜕 9g，全蝎 9g，生艾叶 8g，茯苓 9g，生甘草 3g。

【制法用法】水煎服，每日 1 剂。

【功效主治】镇咳祛痰，补气活血。适应于肺癌。

慈贝方

【组成】海藻 12g，昆布 12g，山慈菇 9g，川贝母 12g。

【制法用法】共为细粉，水泛为丸，如绿豆大小。每次服 4.5~9g，1 日 3 次，开水送下。

【功效主治】补肺消积，止咳化痰。适应于肺癌。

莲葶苈汤

【组成】蜂房 5g，葶苈子 5g，半枝莲 10g，全瓜蒌 10g，车前草 10g，夏枯草 10g。

【制法用法】水煎服，每日 1 剂。

【功效主治】化痰祛湿，利水消肿。适应于肺癌。

肺癌 1 号方

【组成】党参、黄芪、白术、陈皮各 6g，白花蛇舌草 15g，鱼腥草 15g，铁树叶 15g。

【制法用法】水煎服。每日 1 剂。

【功效主治】补脾益气化痰湿。适应于肺癌（脾虚气弱）。

蛇根汤

【组成】铺地锦、麦冬、海藻、昆布、百部、芙蓉花、蚤休、生地各 12g，橘红、元参各 6g。

【制法用法】水煎服，每日 1 剂。

【功效主治】养阴清热，利湿解毒，软坚散结。适应于肺癌。

紫草根牛黄方

【组成】紫草根 20g，人工牛黄 3g，七叶一枝花 20g，前胡 10g。

【制法用法】将紫草根、七叶一枝花、前胡制成浸膏，干燥后研粉，加入人工牛黄和匀。每次服 15g，1 日服 3 次。

【功效主治】清肺化痰，解毒抗癌。适应于肺癌。

第二节 术后、放化疗偏验方

扶正汤

【组成】党参、黄芪、白术各 15g，当归、熟地黄各 12g，川芎、炙甘草各 6g。

【制法用法】水煎服，日 1 剂。

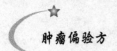

【功效主治】适宜肺癌化疗者。

参冬合剂

【组成】西洋参（另煎）5g，麦冬 10g，石斛 10g，生半夏 10g，炙甘草 10g。

【制法用法】水煎服，日 1 剂。

【功效主治】滋阴生津，润肺止咳。结合放疗治疗非小细胞肺癌。

消瘤汤

【组成】西洋参、黄芪、半枝莲、山慈菇、白花蛇舌草各 15g，炒白术 12g。

【制法用法】水煎服，每日 1 剂。

【功效主治】补中益气，润肺止咳。减少化疗后毒副作用。

二草方

【组成】夏枯草 50g，猫爪草 50g。

【制法用法】水煎服，每日 1 剂。

【功效主治】清热解毒、祛痰止咳。肺腺癌并广泛淋巴结转移。

白茅根方

【组成】川贝母、甘草各 10g，鱼腥草、丹参、沙参各 20g，白茅根 30g。

【制法用法】水煎服，每日 1 剂，日服 2 次。

【功效主治】清热解毒、祛痰止咳，活血化瘀。痰瘀凝聚化毒之肺癌转移者。

参芪方

【组成】党参、黄芪各 15g，当归、白术、茯苓各 10g，甘草 6g。

【制法用法】水煎服，每日 1 剂，分 2 次服。

【功效主治】滋阴补气，清热解毒。肺癌放疗、化疗不良反应。

参冬芍方

【组成】沙参、麦冬、玄参、赤芍、女贞子、茜草根、生地黄、生黄芪各 10g。

【制法用法】水煎服，每日 1 剂，分 2 次服。

【功效主治】清热养阴，润肺止咳。肺癌放疗、化疗不良反应。

鱼腥草方

【组成】鱼腥草、赤芍、丹参、生地黄各 10g，甘草 6g。

【制法用法】水煎服，每日 1 剂，分 2 次服。

【功效主治】清热解毒，活血化瘀。肺癌放疗、化疗不良反应。

二冬方

【组成】石斛、天冬、麦冬、玄参、生黄芪各 10g，生地黄、龙葵、重楼各 15g。

【制法用法】水煎服，每日 1 剂。

【功效主治】益胃生津，滋阴清热，润燥滋阴，清金降火。肺癌、胃癌、肝癌、食道癌的手术治疗、放疗或化疗之后。

第三节 食疗偏方

一、粥类偏方

真君粥

【组成】白果 10 枚，冰糖 20g，大米 100g。

【制法用法】将大米淘洗干净，放入锅中，加清水适量煮粥，待粥沸后加入白果肉、冰糖同煮至熟即可。经常食用。

【功效主治】润肺定喘，生津止咳。适用于肺癌。

地骨皮竹叶枸杞粥

【组成】地骨皮 30g，竹叶 12g，枸杞子 15g，大米 60g。

【制法用法】将地骨皮、竹叶洗净，放入锅中，加清水适量煎煮 30 分钟，去渣，加入淘洗干净的大米、枸杞子煮成稀粥即可。每日 1 剂，分早晚 2 次食完，连食 5~7 日。

【功效主治】清肺养阴，凉血止血。适用于肺癌，症见发热、咯血、燥咳者。

人参大枣瘦肉粥

【组成】白参 5g，去核大枣 10 枚，瘦猪肉 50g，大米 100g，食盐适量。

【制法用法】将白参用清水浸软切片；猪瘦肉去筋膜洗净切碎；大米洗净后放入砂锅中，加入白参片、大枣、猪瘦肉末、食盐及适量清水一并煮粥。先用大火烧沸后再用小火慢煮至粥熟肉烂即可。每日 1 剂,分二次温热食完。连续食用 10~15 天。

【功效主治】益气健脾,补益中焦。适用于肺癌。

参苓薏苡仁通草粥

【组成】党参、薏苡仁各 15g,茯苓、枸杞子各 12g,冰糖、生姜各 15g,大枣 30g,通草 2g,大米 60g。

【制法用法】将党参、茯苓、通草放入锅中,加清水煮沸 30 分钟,去渣,加入淘洗干净的大米、大枣、枸杞子、薏苡仁、生姜,煮成稀粥后,再加冰糖煮溶即可。每日 1 剂,早晚各 1 次,连食 7~10 日。

【功效主治】益气养血,健脾利水。适用于早期肺癌。

四味大米粥

【组成】竹茹、天竹黄、麦门冬各 12g,陈皮 6g,大米 60g,冰糖 15g。

【制法用法】将竹茹、天竹黄、麦门冬、陈皮放入锅中,加清水煎煮 30 分钟,去渣,加入淘洗干净的大米同煮成稀粥后,再加入冰糖即可。每日早晚各 1 次,每次 1 剂,连食 5~7 日。

【功效主治】清热养阴,理气化痰。适用于早期肺癌。

枇杷叶杏仁粥

【组成】枇杷叶 15g,杏仁 10g,大米 100g,冰糖 10g。

【制法用法】将枇杷叶拣杂,洗净,切成小碎块,放入纱布袋,扎紧袋口,入锅后,加水浓煎 30 分钟,取汁待用;或可采摘新鲜枇杷叶 60g,刷尽叶背面的绒毛,洗净,切成细丝或块状,入锅,加水浓煎取汁,待用。将杏仁拣杂洗净,与淘净的大米一

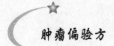

同放入砂锅中，加水适量，大火煮沸后，改用小火煨煮成稠粥，粥将成时，调入枇杷叶浓煎汁及冰糖（研末），拌和均匀，再用小火煨煮数分钟，即成。早晚2次分服。

【功效主治】清肺化痰，凉血止血。适用于肺癌咳嗽、咳吐黄色脓痰或咯血者。

冬虫夏草粥

【组成】冬虫夏草粉3g，大米50g，冰糖20g。

【制法用法】将大米洗净置于锅内，加水煮粥，候粥将熟时加入冬虫夏草粉再煮成粥，食前加入冰糖调味即可。每日早晚各1次，温热食用。

【功效主治】补虚损，益精气，止咳化痰，抗癌。适用于肺癌。

银耳薏苡仁粥

【组成】银耳10g，薏苡仁30g，大米60g，冰糖15g。

【制法用法】将银耳用冷水泡发，待其胀发后，拣去杂质，撕成朵瓣状，洗净，盛入碗中，备用。再将薏苡仁、大米淘洗干净，薏苡仁先放入砂锅，加水足量，大火煮沸，改用小火煨煮30分钟，待薏苡仁熟烂，加入大米，煨煮至大米熟烂，再加入银耳和冰糖，继续煨煮至薏苡仁、大米熟烂如酥，粥成黏稠状即成。早晚2次分服，食薏苡仁大米粥，嚼食银耳。

【功效主治】养阴润肺，健脾抗癌。适用于肺癌。

银耳瘦肉粥

【组成】银耳20g，瘦肉50g，葱、姜适量。

【制法用法】银耳洗净，瘦肉洗净切成小块，共置锅中，加清水 1000ml，加姜、葱、料酒少许，急火煮开，滤掉浮沫，改文火煮 30 分钟。分次连续食用。

【功效主治】具有润肺益气，健脾运化的作用。适用于肺癌患者。

冬瓜银杏粥

【组成】冬瓜仁 30g，银杏 20g，粳米 50g。

【制法用法】银杏、冬瓜仁分别洗净，置锅中，加清水 1000ml，加粳米，急火煮开 5 分钟，继之文火煮 30 分钟，成粥。趁热饮用，连服。

【功效主治】具有利湿祛痰，益肺的作用。适用于肺癌患者。

冰糖杏仁糊

【组成】甜杏仁 15g，苦杏仁 3g，粳米 50g，冰糖适量。

【制法用法】将甜杏仁和苦杏仁用清水泡软去皮，捣烂加粳米、清水及冰糖煮成稠粥。隔日 1 次。

【功效主治】具有润肺祛痰、止咳平喘、润肠的作用。适用于肺癌患者。

猪肺绿豆薏仁粥

【组成】猪肺 1 具，绿豆 200g，薏苡仁 100g。

【制法用法】猪肺挤去血沫，洗净，切小块，与绿豆、薏苡仁共煮粥，不加盐。常服食。

【功效主治】具有清热解毒、补肺健脾的作用。适用于肺癌伴发热、纳差及胸腔积液者。

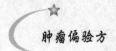

杏仁大米冰糖粥

【组成】杏仁 20g，大米 50g，冰糖适量。

【制法用法】将杏仁清水泡软去皮、捣烂，与大米、冰糖加清水适量煮成稠粥服用。每日 1 次。

【功效主治】具有润肺祛痰、止咳平喘的作用。适用于肺癌伴咳嗽及气急者。

人参大枣粥

【组成】人参 5g，大枣 20 枚，大米 50g。

【制法用法】三味加水适量共煮成粥。早、晚服用。

【功效主治】具有益气补虚的作用。适用于肺癌术前患者。

萝卜粥

【组成】萝卜 100g，粳米 50g。

【制法用法】萝卜、洗净，去皮，切成小块，置锅中，加清水 1000ml，加粳米，急火煮开 5 分钟，改文火煮 30 分钟，成粥状。趁热服用，每日 1 次。。

【功效主治】具有消积化痰，下气宽中的作用。适用于肺癌患者。

地骨皮竹叶枸杞粥

【组成】地骨皮 30g，竹叶 12g，枸杞子 15g，大米 60g。

【制法用法】将地骨皮、竹叶洗净，放入锅中，加清水适量煎煮 30 分钟，去渣，加入淘洗干净的大米、枸杞子煮成稀粥即可。每日 1 剂，分早晚 2 次食完，连食 5~7 日。

【功效主治】清肺养阴，凉血止血。适用于肺癌，症见发热、咯血、燥咳者。

人参大枣瘦肉粥

【组成】白参 5g，去核大枣 10 枚，瘦猪肉 50g，大米 100g，食盐适量。

【制法用法】将白参用清水浸软切片；猪瘦肉去筋膜洗净切碎；大米洗净后放入砂锅中，加入白参片、大枣、猪瘦肉末、食盐及适量清水一并煮粥。先用大火烧沸后再用小火慢煮至粥熟肉烂即可。每日 1 剂，分二次温热食完。连续食用 10~15 天。

【功效主治】益气健脾。适用于肺癌。

参苓薏苡仁通草粥

【组成】党参、薏苡仁各 15g，茯苓、枸杞子各 12g，冰糖、生姜各 15g，大枣 30g，通草 2g，大米 60g。

【制法用法】将党参、茯苓、通草放入锅中，加清水煮沸 30 分钟，去渣，加入淘洗干净的大米、大枣、枸杞子、薏苡仁、生姜，煮成稀粥后，再加冰糖煮溶即可。每日 1 剂，早晚各 1 次，连食7~10 日。

【功效主治】益气养血，健脾利水。适用于早期肺癌患者，见气血两虚者。

四味大米粥

【组成】竹茹、天竹黄、麦门冬各 12g，陈皮 6g，大米 60g，冰糖 15g。

【制法用法】将竹茹、天竹黄、麦门冬、陈皮放入锅中，加清水煎煮 30 分钟，去渣，加入淘洗干净的大米同煮成稀粥后，再加入冰糖即可。每日早晚各 1 次，每次 1 剂，连食 5~7 日。

【功效主治】清热养阴，理气化痰。适用于早期肺癌热痰较多者。

枇杷叶杏仁粥

【组成】枇杷叶 15g，杏仁 10g，大米 100g，冰糖 10g。

【制法用法】将枇杷叶拣杂，洗净，切成碎小块，放入纱布袋，扎紧袋口，入锅后，加水浓煎 30 分钟，取汁待用；或可采摘新鲜枇杷叶 60g，刷尽叶背面的绒毛，洗净，切成细丝或块状，入锅，加水浓煎取汁，待用。将杏仁拣杂洗净，与淘净的大米一同放入砂锅中，加水适量，大火煮沸后，改用小火煨煮成稠粥，粥将成时，调入枇杷叶浓煎汁及冰糖（研末），拌和均匀，再用小火煨煮数分钟，即成。早晚 2 次分服。

【功效主治】清肺化痰。适用于肺癌咯血者。

冬虫夏草粥

【组成】冬虫夏草粉 3g，大米 50g，冰糖 20g。

【制法用法】将大米洗净置于锅内，加水煮粥，候粥将熟时加入冬虫夏草粉再煮成粥，食前加入冰糖调味即可。每日早晚各 1 次，温热食用。

【功效主治】补虚损，益精气，止咳化痰。适用于肺癌等肿瘤患者。

银耳薏苡仁粥

【组成】银耳 10g，薏苡仁 30g，大米 60g，冰糖 15g。

【制法用法】将银耳用冷水泡发，待其胀发后，拣去杂质，撕成朵瓣状，洗净，盛入碗中，备用。再将薏苡仁、大米淘洗干净，薏苡仁先放入砂锅，加水足量，大火煮沸，改用小火煨煮 30 分钟，待薏苡仁熟烂，加入大米，煨煮至大米熟烂，再加入银耳和冰糖，继续煨煮至薏苡仁、大米熟烂如酥，粥成黏稠状即成。早晚 2 次分服，食薏苡仁大米粥，嚼食银耳。

【功效主治】养阴润肺，健脾抗癌。适用于肺癌患者。

二、汤羹类偏方

雪耳清润汤

【组成】银耳 15g，莲子、百合各 50g，枸杞子 30g，桂圆肉 15g，猪排骨 300g，干竹荪 20g。

【制法用法】将猪排骨洗净，砍成块；银耳用清水泡发。将银耳、竹荪、莲子、百合、桂圆肉、枸杞子、排骨块一同放入锅中，加清水适量，用小火煮约 2 小时即可。每 2 日 1 次，每次 1 小碗，1 剂可食 3 次，连食 7~10 日。

【功效主治】润肺止咳，补益气血。适用于肺癌患者手术后调理。

甲鱼川贝汤

【组成】甲鱼 1 只，川贝母 6g，鸡鲜汤 500g，黄酒、精盐、花椒、生姜、葱段、醋、味精各适量。

【制法用法】将甲鱼宰杀后去壳、头、爪，切块放入盛有鸡鲜汤的砂锅中，再加入川贝母、生姜、精盐、花椒，并注入适量清水炖煮。先用小火浇沸，再用小火慢炖，至熟烂后调味即可。

食甲鱼饮汤，可佐餐服食，也可单独食用。隔2日1剂，每剂分2次服完，连服3~5剂。

【功效主治】养阴清热，润肺止咳。适用于肺阴亏损型肺癌。

罗汉果润肺汤

【组成】山药20g，玉竹20g，莲子20g，薏苡仁10g，桂圆肉12g，大枣20g，罗汉果5g，枸杞子10g，猪排骨300g，精盐、味精各适量。

【制法用法】将山药、玉竹、莲子、薏苡仁、桂圆肉、大枣、罗汉果、枸杞子放入锅中，加清水适量煎煮，去渣，加入排骨，用大火煮沸后，改用小火煮至肉烂熟，加入精盐、味精调味即可。食肉喝汤。每日1剂，分2次食完，经常食用。

【功效主治】健脾益气，止咳润肺。适用于肺癌。

三七藕汁蛋汤

【组成】鲜藕汁300g，三七粉3g，鸡蛋1只，植物油、精盐、味精各适量。

【制法用法】将藕汁放入砂锅中，加清水适量煮沸后，加入调匀的三七粉、鸡蛋，煮5分钟，加植物油、精盐、味精调味即可。每日1剂，1次食完，连食3~5日。

【功效主治】凉血，止血，散瘀。适用于肺癌咳血，咯血，吐血，便血者。

灵耳汤

【组成】灵芝15g，银耳、黑木耳各10g，冰糖15g。

【制法用法】将银耳、黑木耳用温水泡发后洗净，放置碗中，

加入洗净的灵芝，加水和冰糖适量。将碗放入蒸锅中，大火蒸 1
小时即可。除灵芝，喝汤吃木耳。每日 1 剂，连食 7 日。

【功效主治】补虚抗癌，润肺止咳。适用于肺癌患者。

天冬杏仁猪肺汤

【组成】天门冬 15g，杏仁 20g，猪肺 500g，黄酒、葱花、姜
丝、精盐、味精、五香粉各适量。

【制法用法】将杏仁用沸水浸泡，剥去皮、尖。大门冬洗净，
晾干。猪肺放入清水中漂洗 1 小时，除杂后切成块状，与天门冬、
杏仁同入砂锅，加清水适量，加黄酒、葱花、姜丝、精盐等调
料，大火煮沸后，改小火煨炖 1 小时，加入味精、五香粉，拌匀
即成。佐餐食用。

【功效主治】养阴清火，止咳抗癌。适用于肺癌等。

西洋参香菇芦笋汤

【组成】西洋参 3g，芦笋 300g，香菇 30g，生姜丝 10g，植物
油、味精、精盐各适量。

【制法用法】将西洋参放入锅中，加清水 600g，煎出药液
100g。将植物油放入烧热的锅中，加入香菇、生姜丝、药液及清
水 1000ml，煮 30 分钟，再加入芦笋、西洋参，继续煮数分钟，
加精盐、味精调味即可。每日 1 剂，1 次食完，连食 7~10 日。

【功效主治】益气养阴，解毒抗癌。适用于肺癌患者手术后
或放疗化疗中患者。

山药汤

【组成】山药 50g，薏苡仁 20g，粳米 50g。

【制法用法】山药洗净，切成小片，置锅中，加粳米、薏苡仁，加清水1000ml，急火煮开3分钟，改文火煮30分钟，成粥。趁热服用。

【功效主治】具有补益肺脾、利湿的作用。适用于肺癌患者。

荸荠汤

【组成】荸荠50g。

【制法用法】将荸荠洗净，去皮留肉，捣烂取其汁。分2次饮之。

【功效主治】具有去热生津的作用。适用于肺癌患者。

人参核桃汤

【组成】人参10g，核桃仁20g。

【制法用法】核桃仁洗净焙干，磨成细末；人参洗净切成小段。共置锅中，加清水500ml，急火煮开3分钟，改文火煮20分钟。分2次饮汤及内含物。

【功效主治】益气补血，润肺。适用于肺癌患者。

海带苡仁蛋汤

【组成】海带30g，薏苡仁30g，鸡蛋3枚。佐料各适量。

【制法用法】将海带洗净，切成条状。薏苡仁洗净，加水，共入高压锅内，将海带、薏苡仁炖至极烂，连汤备用；锅置于旺火上，放猪油适量，将打匀的鸡蛋炒熟，随即将海带、薏苡仁连汤倒入，加盐、胡椒粉适量，临起锅时加入味精，即可上桌。经常食用。

【功效主治】软坚消痰，健脾利湿。适用于肺癌患者的辅助治疗作用。

薏苡仁汤

【组成】薏苡仁 250g。

【制法用法】加清水 500ml，煎汤服用。每日 2 次。

【功效主治】具有清肺排脓、健脾渗湿的作用。适用于肺癌咳吐脓血者。

沙参玉竹老鸭汤

【组成】北沙参、玉竹各 20g，白条老鸭半只，姜片、盐各适量。

【制法用法】北沙参、玉竹分别洗净；老鸭洗净，切块。砂锅内加水适量，放入鸭块、北沙参、玉竹、姜片，大火煲沸，改用小火煲 2 小时左右，加盐即可。佐餐食用。

【功效主治】滋阴清肺、养胃生津。适用于肺癌。

冬瓜皮蚕豆汤

【组成】冬瓜皮 60g，冬瓜子 60g，蚕豆 60g。

【制法用法】将上述食物放入锅内加水 3 碗煎至 1 碗，再加入适当调料即成，去渣饮用。每日 2 次。

【功效主治】具有除湿利水、消肿的作用。适用于肺癌有胸腔积液者。

杏仁羹

【组成】苦杏仁 15g，荸荠 50g，藕粉 50g，冰糖 15g。

【制法用法】将苦杏仁放入温开水中泡涨，去皮尖，连同浸泡液放入碗中。将荸荠洗净，除去荸荠头及根须，用温开水冲一下，连皮切碎，剁成荸荠泥糊。烧锅置火上，加清水适量，放入杏仁浸泡液，煎煮 30 分钟，过滤取汁，与荸荠泥糊同放入锅中，拌和均匀，小火煨煮至沸，拌入调匀的湿藕粉及冰糖，边拌边煨煮成羹。早、晚 2 次分服。

【功效主治】具有祛痰止咳、抗癌、平喘润肠的作用。适用于肺癌、痰热咳嗽者。

银耳冰糖羹

【组成】银耳 30g，冰糖适量。

【制法用法】先将银耳用水涨发，去除杂质，加水适量煮烂，最后加入冰糖稍煮即可。早、晚 2 次分服。

【功效主治】补肺益气，养阴润燥。适用于肺癌干咳及咯血者。

薏苡仁莲枣羹

【组成】生薏苡仁 50g，莲子 20g，大枣 15 枚，白糖 15g。

【制法用法】将薏苡仁洗净，晒干或烘干，研成细粉。莲子、大枣洗净，放入锅内，加水适量，小火煨煮 1 小时，加生薏苡仁粉，继续煨煮 15 分钟，边煨边搅至稠黏状，加入白糖，调制成羹。每日早晚分食。

【功效主治】益气养血，健脾利湿，补虚抗癌。适用于肺癌、消化道癌。

百合银耳羹

【组成】百合 50g，银耳 25g，冰糖 25g。

【制法用法】百合、银耳用温水浸泡 1 小时，洗净入锅，加水适量，小火煮至汤汁黏稠，加入冰糖即成。每日 1 次，睡前温服。

【功效主治】滋阴润肺，养胃益肾。适用于肺癌。

三、茶饮类偏方

茯苓白梨茶

【组成】茯苓 10g，白梨 1 个。

【制法用法】白梨洗净，去皮去核，切成小块；茯苓洗净。同置锅中加清水 500ml，急火煮开 3 分钟，改文火煮 20 分钟，滤渣取汁，分饮之。每日数次。

【功效主治】具有化痰利湿的作用。适用于肺癌患者。

杏仁茶

【组成】杏仁 20g，陈皮 20g。

【制法用法】杏仁、陈皮洗净，置锅中，加清水 500ml，急火煮开 3 分钟，后文火煮 20 分钟，滤渣取汁。每日分次饮。

【功效主治】具有化痰利气宣肺的作用。适用于肺癌患者。

银杏绿茶

【组成】绿茶 3g，银杏叶 5g。

【制法用法】银杏叶洗净。取 1 杯，放入绿茶、银杏叶，加入沸水冲泡即可。每日晨起空腹和睡前各饮 1 次，其他时间随时可饮。

【功效主治】提高免疫力、抑制细胞恶性转化的作用。适用于肺癌。

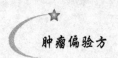

半边莲杏仁茶

【组成】半边莲 50g，苦杏仁 15g。

【制法用法】将半边莲、苦杏仁分别拣杂，洗净，半边莲晾干或晒干，切碎备用；苦杏仁洗净，放入清水中浸泡，泡胀后去皮尖，与半边莲同放入砂锅，加水适量，煎煮 30 分钟，用洁净纱布过滤，收取滤汁即成。早晚 2 次分服。

【功效主治】清热解毒，防癌抗癌。适用于肺癌及胃癌、子宫颈癌等肿瘤。

桑白皮茶

【组成】桑白皮 20g。

【制法用法】将桑白皮洗净，切碎，入锅加水适量，煎煮 40 分钟，去渣取汁即成。上下午分服。

【功效主治】清肺化痰，平喘，利水消肿。适用于痰热阻肺型肺癌。

沙参麦冬桔梗茶

【组成】沙参、麦冬各 10g，金银花 30g，桔梗 10g，甘草、绿茶各 3g。

【制法用法】将以上 6 味药洗净，入锅，加入适量水，煎煮 2 次，每次 30 分钟，合并滤汁即成。上下午分服。

【功效主治】润肺止咳，清肺化痰。适用于肺癌放疗患者等。

大枣桃仁饮

【组成】大枣 10 枚，桃仁 20g。

【制法用法】桃仁洗净，大枣洗净，共置锅中，加清水500ml，急火煮开5分钟，改文火煮30分钟，滤渣取汁。上下午分饮。

【功效主治】具有活血化瘀的作用。适用于肺癌患者。

四汁饮

【组成】雪梨、甘蔗、荸荠、藕、柑橘。

【制法用法】以上均切碎榨汁。早、晚各服1杯。

【功效主治】具有养阴清热的作用。适用于肺癌。

杏仁枇杷叶饮

【组成】杏仁10g，枇杷叶15g，蜂蜜10g。

【制法用法】将杏仁、枇杷叶同研成粗粉，同入小杯，用沸水冲泡，加盖闷10分钟，兑入蜂蜜即成。代茶频频饮用，一般可冲泡3~5次，当日饮完。

【功效主治】清肺化痰，润肠通便，抗癌。适用于痰热阻肺型肺癌。

猫爪草夏枯草饮

【组成】猫爪草50g，夏枯草50g，蜂蜜30g。

【制法用法】将猫爪草、夏枯草洗净，入锅，加水适量煎煮2次，每次30分钟，合并滤汁，待药汁转温后调入蜂蜜即成。上下午分服。

【功效主治】清热解毒，化痰，散结消肿。适用于热毒炽盛型肺癌。

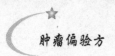

金银花雪梨汁

【组成】金银花 30g，雪梨 250g，蜂蜜 20g。

【制法用法】将金银花拣杂，洗净，放入碗中，研碎。雪梨洗净，连皮切碎，与金银花碎末同放入砂锅，加适量水，煎煮 20 分钟，用洁净纱布过滤，去渣，收取滤汁放入容器，趁温热时调入蜂蜜，拌和均匀即成。早晚 2 次分服，或当饮料，分数次服。

【功效主治】清热化痰。适用于肺癌。

四、菜肴类偏方

川贝雪梨炖猪肺

【组成】川贝母 10g，雪梨 2 枚，猪肺 250g，冰糖、生姜各适量。

【制法用法】将猪肺洗净切块，将雪梨洗净去皮后切块，生姜切成末，共放入砂锅中，同时加入川贝母及冰糖，注入清水适量，先用大火烧沸，后改用小火熬煮 3 小时，然后调味服。食猪肺、梨，饮汤。每日 1 剂，分 2 次食完，连续食 7 剂。

【功效主治】养阴润肺，清热生津，化痰止咳。适用于肺癌。

鱼腥草炖雪梨

【组成】鱼腥草 100g，雪梨 250g，白糖适量。

【制法用法】将新鲜雪梨洗净，晾干后，连皮切成碎小块，梨核部分可弃去，备用。将鱼腥草拣杂，洗净，晾干后切成碎小段，放入砂锅，加水适量，煮沸后用小火煎煮 30 分钟，用纱布过滤，去渣，收集过滤液汁再放入砂锅，加入雪梨碎小块，视需要可加适量清水，调入白糖，用小火煨煮至梨块完全酥烂，即可食用。早晚 2 次分服，吃梨，饮汤汁。

【功效主治】清肺止咳，清化痰热。适用于肺癌患者，对肺癌痰多、吐黄稠脓痰者尤为适宜。

白果栗子贝母鸭

【组成】白果 50g，枸杞子 30g，川贝母、白及、百部各 15g，鸭 1 只（约 1000g），栗子肉 50g，冰糖、黄酒、葱、精盐各适量。

【制法用法】将鸭宰杀，去毛及内脏，洗净；白果去壳；枸杞子、白及、百部洗净；葱切段；冰糖打碎。将枸杞子、白果、白及、百部、川贝母、冰糖放入鸭腹内，鸭放炖锅内，加水 2500g，放入栗子肉、黄酒、葱、精盐，装好后，将炖锅置于大火上烧沸，再用小火熬炖 1 小时即成。食鸭肉、栗子肉，喝汤。

【功效主治】滋阴润肺，止咳平喘。适用于慢性支气管炎、肺气肿、肺癌等。

蘑菇炖豆腐

【组成】蘑菇、豆腐、油、盐各适量。

【制法用法】蘑菇洗净，豆腐切作小块，加水共煮，熟后再放油、盐等调料。每次吃小半碗，每日 2 次。

【功效主治】具有不同程度的抗癌作用。适用于肺癌等。

杏仁蒸肉

【组成】猪五花肉 500g，甜杏仁 25g，冰糖 30g，湿淀粉 5g，佐料适量。

【制法用法】猪肉洗净，切成寸长方块，杏仁用水浸泡去皮，用纱布包扎好。将锅放在炉上倒入猪油，加入冰糖 15g，见冰糖呈紫红色时，把猪肉放入锅内翻炒，当肉块成红色时，即下葱、姜、酱油、料酒、温水和杏仁。温水要淹没肉块，但不宜过多，待汤开沸，改用文火煨炖，并要随时翻动，勿使糊底。等肉块炖到七成熟时，放入余下的冰糖，炖至九成熟时，将杏仁取出，把杏仁散开铺在大碗底，把肉块捞出，皮朝下摆在杏仁上倒入一些原汤，上蒸笼蒸到熟烂时取出，扣在盘里。然后将剩下的原汤，加入湿淀粉勾芡汁，浇在肉上即成。佐餐食用。

【功效主治】补肺润肠，止咳定喘。适用于肺癌患者。

海蜇煮荸荠

【组成】海蜇 30g，荸荠 30g。

【制法用法】海蜇洗净、切碎，荸荠洗净、去皮，加清水适量同煮。佐餐食用，每日 1 剂。

【功效主治】具有养阴清热、润肺止咳的作用。适用于肺癌。

百合炒牡蛎肉

【组成】百合 30g，牡蛎肉 150g，洋葱 50g，料酒、盐、植物油各适量。

【制法用法】百合洗净，用清水浸泡 2 小时，捞出沥水；牡蛎肉洗净，切成薄片；洋葱洗净，切片。炒锅放植物油烧至六成热，加入牡蛎肉炒至变色，加入洋葱、百合、料酒、盐，炒匀即成。每日 1 次，每次吃牡蛎肉 50g，佐餐食用。

【功效主治】具有滋阴、清热、止咳的作用。适用于肺癌患者。

北沙参炖乌鸡

【组成】北沙参、玉兰片各 30g，杏仁 15g，白条乌鸡 1 只，小白菜 50g，料酒、姜片、盐、味精各适量。

【制法用法】北沙参洗净，切段；杏仁洗净，去皮、尖；小白菜洗净，切段；乌鸡洗净。锅内放水烧沸，下乌鸡略焯，捞出，切块。炖锅内放入乌鸡、北沙参、玉兰片、杏仁、姜片、料酒、适量清水，大火烧沸，改小火炖煮 50 分钟，加入小白菜、味精、盐，烧沸即成。佐餐食用，每日 1 次，每次吃乌鸡肉 80g，吃沙参，喝汤。

【功效主治】具有滋阴补气、消肿的作用。适用于肺癌患者。

凉拌海蜇皮

【组成】海蜇皮、白萝卜、莴笋、胡萝卜各 100g，佐料各适量。

【制法用法】海蜇皮浸泡片刻，捞出沥水，切丝；白萝卜、胡萝卜、莴笋分别去皮，洗净，切成细丝。取一盆，放入海蜇皮、白萝卜、胡萝卜、莴笋，加入盐、味精、鸡精、香油，拌匀即成。每日 1 次，每次 50g，佐餐食用。

【功效主治】养阴止血、润肺止咳。适用于肺癌患者。

绿茶蒸鲫鱼

【组成】绿茶 10g，鲫鱼 500g。

【制法用法】鲫鱼处理干净，将绿茶塞入鱼腹内。取一蒸盘，放入鲫鱼，添入适量水，上笼，蒸至鱼肉熟烂即可。每日 1 次。

【功效主治】抑制细胞恶性转化、防癌抗癌。适用于肺癌。

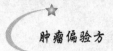

绿茶拌蚕豆虾仁

【组成】绿茶 5g，虾仁 80g，蚕豆、竹笋各 30g，荸荠 3 个，佐料各适量。

【制法用法】虾仁洗净；荸荠洗净，去皮，切丁；竹笋洗净，切丁；鲜蚕豆淘净；绿茶冲泡好，留取茶叶备用。锅中倒入适量开水，放入鲜蚕豆、荸荠、竹笋，加入适量鸡精、盐，大火煮至蚕豆熟后，放入虾仁，待虾仁变色后，捞出各种食材，过冷水，捞出沥水。取一大碗，放入煮熟的各种食材，加入盐、白砂糖、鸡精、茶叶拌匀即可。佐餐食用。

【功效主治】具有生津止渴、抗菌、抗肿瘤的作用。适用于肺癌患者。

第四节　其他偏验方

肺癌敷贴方

【组成】桃树叶 2500g，梨树叶 2500g，王不留行 1000g，搜山虎 50g，生白及 1000g，大青叶 1000g，木芙蓉 50g，紫花地丁 500g，铅丹 10g。

【制法用法】前 8 味鲜草药冲洗干净，放大砂缸内取水 10 千克，煮 4~5 小时，用纱布过滤后，把水熬成膏剂，浓缩达到浆汁状，再加铅丹，即可成膏。外敷于病灶部位，药量按部位大小而定。夏天 1~2 天换 1 次药，冬天 2~3 天换 1 次药。如有发现皮肤过敏反应、发痒或透红疹者可停 2 天后再敷。

【功效主治】消肿、益肺、止咳。适应于肺癌。

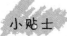
小贴士

肺癌患者饮食宜忌

1. 宜食品种

宜多食具有化痰止咳的食物，如萝卜、杏仁、陈皮、橄榄、海蜇等。

多食豆类及新鲜蔬菜水果，如豌豆、草头、荸荠、梨等。

不论手术前后，都要多吃新鲜蔬菜和水果，如绿、黄、红蔬菜，香菇，银耳，黑木耳，芦笋，柠檬，大枣等。因果蔬中含有丰富的维生素 C，是抑癌物质。

可经常吃些大蒜，大蒜中含有抗癌物质。

2. 饮食禁忌

肺癌病人应少食生葱、生蒜、辣椒等刺激性食物。

忌烟、酒。

忌油煎、烧烤、过咸食物，忌油腻、黏滞生痰的食物。

不吃或少吃刺激性食品，包括油炸食品。

第三章　胃癌

胃癌的潜伏期较长，常在一些慢性胃病的基础上产生，易被疏忽。一般早期症状：全身无力，食欲减退，上腹部不适，嗳气，便秘，消瘦等。发展到晚期可出现腹部钝痛或剧痛，疼痛与进食与否无关。呕血，呕吐物恶臭异常，粪便较黑，腹泻等。

中医认为，胃癌属本虚标实之证，病位以脾胃为主，涉及肝、肾；总以食积、气结、热蕴、痰凝、血瘀、脏虚为患。临床表现以消化不良、胃脘疼痛及包块、呕吐、黑便为主。

胃癌的中医辨证分型

1. 肝胃不和型

多见于胃癌早期，由于情感刺激或饮食不当，肝气不舒，横逆犯胃，胃失和降，出现胸胁胃脘胀痛，呃逆嗳气，心烦口若等症。

2. 气滞血瘀型

肝胃不和，逆气阻滞，气行不畅，则引起血瘀，积久成块。症见胃痛固定，面赤烦渴，舌质暗红，有瘀点瘀斑，脉弦或涩。

3. 痰湿结聚型

由于脾胃虚弱，不能运化水湿，水湿凝滞，蕴结日久，而成痰结肿块，症见胃脘疼痛，食减，腹胀，呃逆呕吐、涌泛清水痰涎，胃脘包块痞硬。

4. 脾肾阳虚型

由于病邪日久，耗精伤血，损及元气，表现为脾肾两虚，气血双亏。症见胃脘疼痛，肢倦乏力，面削形瘦，皮色苍淡，舌质淡胖，苔薄白，脉沉细弱。

5. 湿热阴虚型

由于热邪化火伤气，煎灼胃阴，热毒蕴积，发为癌瘤，表现为胃脘疼痛，口干唇燥，大便秘结，面色萎黄，形体消瘦，手足心热，舌质红绛，无苔或少苔，脉细数。

第一节 中药内服偏验方

清解汤

【组成】山慈菇、土茯苓、银花、连翘、贝母、鳖甲、党参、黄芪、焦三仙各 10g。

【制法用法】水煎服，每日 1 剂。

【功效主治】清热解毒，化瘀散结。适应于胃癌。

蛇含草汤

【组成】蛇含草 15g，天茄、白毛藤、薏苡仁 100g，半夏 5g。

【制法用法】水煎服，每日1剂。

【功效主治】解毒祛瘀，利湿化痰。适应于胃癌。

抗胃癌糖浆

【组成】金刚刺、荠菜各500g，蛇莓250g，枳壳50g，广木香20g。

【制法用法】将以上各药洗净，置搪瓷桶内，加水浸没药面，加热煎煮2小时，纱布过滤，药渣加水煮沸2小时，过滤合并两次滤液，浓缩至400ml，加蔗糖防腐剂适量搅匀，充分溶解，纱布过滤即得。口服，每次50ml，每日3次。

【功效主治】清热解毒，理气止痛。适应于胃癌，贲门癌。

八札二白汤

【组成】八月札、铁树叶、白花蛇舌草、半枝莲各15g，白术5g，陈皮3g。

【制法用法】水煎服，每日1剂，分2次早晚服。

【功效主治】清热解毒，健脾和胃。适应于胃癌。

乌石藤汤

【组成】乌骨藤、石见穿、白花蛇舌草、半枝莲各10g，蚤休5g，枳实、半夏各3g。

【制法用法】水煎服，每日1剂。

【功效主治】解毒软坚，化痰散结。适应于胃癌。

和胃降逆汤

【组成】旋覆花、菝葜、威灵仙各15g，刀豆子、急性子、姜竹茹、冰球子、五灵脂各 9g。

【制法用法】水煎服，每日 1 剂。

【功效主治】理气和胃降逆。适应于晚期胃癌。

参芪白石汤

【组成】白花蛇舌草、仙鹤草各 15g，党参、生黄芪各 8g，七叶一枝花、石见穿各 5g。

【制法用法】水煎服，每日 1 剂。

【功效主治】健脾利湿，清热解毒。适应于胃癌。

加减麦门冬汤

【组成】麦冬、沙参、玉竹、生地、玄参、知母、石斛、花粉各等份。

【制法用法】水煎服，每日 1 剂，分 2 次早晚服。连服 2 个月。

【功效主治】滋阴清热，益胃和中。适应于晚期胃癌。

抑癌散

【组成】白术、半夏各 15g，血竭、木香各 5g。

【制法用法】研为细末，分成 15 包。每次 1 包，日 3 次开水冲服。

【功效主治】健脾化痰，解毒。适应于胃癌。

加减四物汤

【组成】当归、生地、赤芍、丹参、木香、佛手、元胡、五灵脂。

【制法用法】水煎服，每日 1 剂，分 2 次早晚服，连服 2 个月。

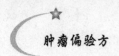

【功效主治】活血化瘀，理气止痛。适应于晚期胃癌。

人参香茶方

【组成】红参、香茶菜、枳壳。

【制法用法】制成片剂，片重 0.3g，口服，每日 3 次，每次 3 片。

【功效主治】益气消肿。适应于胃癌。

健脾补肾汤

【组成】党参、枸杞子、女贞子各 15g，白术、菟丝子、补骨脂各 9g。

【制法用法】水煎服，每日 1 剂。

【功效主治】健脾补肾。适应于胃癌。

化积丸

【组成】三棱、莪术、阿魏、海浮石、香附、槟榔、苏木、五灵脂、半枝莲各 10g，硇砂 6g。

【制法用法】水煎服，每日 1 剂。

【功效主治】消食化痰，理气祛瘀。适应于胃癌。

蜜根莲枣汤

【组成】棉花根、藤梨根、半枝莲各 30g，白茅根、金钱草各 9g，大枣 3 个。

【制法用法】水煎服，每日 1 剂。

【功效主治】清热解毒，益气和中。适应于胃癌。

白蛇六味汤

【组成】白英、蛇莓、龙葵 15g，丹参 8g，当归、郁金 4.5g。

【制法用法】水煎服，每日 1 剂。

【功效主治】清热消肿，活血化瘀。适应于胃癌。

楂三根汤

【组成】藤梨根、水杨梅根 50g，虎杖根 30g，焦山楂 3g。

【制法用法】水煎服，每日 1 剂。

【功效主治】清热解毒，消食和中。适应于胃癌。

牛黄醒消散

【组成】牛黄 10g，乳香、没药、砂仁各 15g，蟾酥 5g。

【制法用法】共为细末，装胶囊。每日 2 次，每次 2 粒。

【功效主治】理气和胃，散结止痛。适应于胃癌。

八月野藤汤

【组成】白毛藤、藤梨根、石见穿、白花蛇舌草、菝葜各 15g、红藤、八月札各 8g。

【制法用法】水煎服，每日 1 剂。

【功效主治】理气活血，解毒消积。适应于胃癌。

牡蛎紫菜汤

【组成】牡蛎、石决明、海浮石、海蒿子、昆布、蛤粉、紫菜各 15g。

【制法用法】水煎服，每日 1 剂。

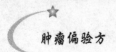

【功效主治】软坚散结。适应于胃癌。

西黄散

【组成】麝香 6g，人工牛黄、乳香、三七粉各 10g。

【制法用法】共为细末，装胶囊。每日 2 次，每次 2 粒。

【功效主治】清热解毒，消瘀散结。适应于胃癌。

行气消癌汤

【组成】丹参、瓜蒌各 12g，茯苓、郁金各 10g，生水蛭各 7g，干蟾蜍 2 只。

【制法用法】水煎服液 100ml，每次 50ml，牛奶冲服，每日 2 次。

【功效主治】理气逐瘀，健脾化痰。适应于胃癌。

黄芪健胃汤

【组成】人参、茯苓、白术、陈皮、香附、砂仁、半夏、白芍、山楂各等份。

【制法用法】水煎服，每日 1 剂，分 2 次口服。

【功效主治】益气健脾，宽中理气。适应于胃癌属脾胃气虚型。

加减沙参麦冬汤

【组成】沙参、麦门冬、半夏、人参、石斛、知母、玉竹各等份。

【制法用法】水煎服，每日 1 剂，分 2 次口服。

【功效主治】益胃升阳，滋阴生津。适应于胃癌属肾阴不足者。

参赭桃红汤

【组成】人参 9g，代赭石 18g，娑罗子 18g，白术 12g，红花

9g，桃仁 9g。

【制法用法】水煎服，每日 1 剂。

【功效主治】健脾理气，活血化瘀。适应于胃癌。

七豆散

【组成】山豆根 30g、干膝（炒）、仙鹤草、炒谷芽、鸡内金、全蝎、蛇蜕各 15g，枯白矾、青果各 7g。

【制法用法】共为细粉。每次 3g，1 口 3 次，开水送下。

【功效主治】清热解毒，开胃健脾。适应于胃癌晚期。

峰宝散

【组成】建曲 45g，山豆根 30g，射干 24g，蜂房、狗宝、蛇蜕、全蝎各 9g。

【制法用法】共为细粉。每次 1.5~3g。1 日 3 次，开水送下。

【功效主治】宽膈健脾，清热解毒。适应于胃癌。

胃癌方

【组成】乌蛇粉 420g，土元 90g，蜈蚣 90g。

【制法用法】共研为细粉，炼蜜为丸，每丸重 3g。早晚各服 13 丸，温开水送服。

【功效主治】散瘀止痛，消肿活血。适应于胃癌。

浙江三根汤

【组成】藤梨根 30g，虎杖根 30g，水杨梅根 30g。

【制法用法】上味水煎服。1 日 3 次或数次。

【功效主治】清热解毒、散瘀止痛。适应于胃癌疼痛明显。

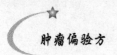

圆肉花生汤

【组成】花生仁（连红衣）250g，大枣 15g，桂圆肉 12g。

【制法用法】将大枣去核，与花生、桂圆肉一起加水煮食。每日 1 剂。

【功效主治】养血补脾。适应于胃癌贫血症明显者。

参术陈莲汤

【组成】党参、陈皮、白术、半枝莲、白花蛇舌草、莪术、丹参、花粉各等份。

【制法用法】水煎服，每日 1 剂，分 2 次口服，2 周为 1 个疗程。

【功效主治】扶正培本，祛邪排瘤。适应于胃癌。

消结散

【组成】壁虎、三七、水蛭、半夏、鸡内金、威灵仙、猫爪草、草豆蔻各等份。

【制法用法】药物共研细末。每次 9g，每日 3 次，用蜂蜜调成糊状，或开水冲服。

【功效主治】化瘀散结。适应于胃癌。

夏星汤

【组成】姜半夏 15g，制天南星 12g，赭石 20g，蜂房 10g，丹参 15g。

【制法用法】水煎取汁 300ml。日 1 剂，分早、晚餐后 2 次服。

【功效主治】涤痰和胃，祛瘀散结。治疗痰瘀互结型中晚期胃癌。

三根汤

【组成】藤梨根 90g，水杨梅根 90g，虎杖根 60g，焦山楂 6g，鸡内金 6g。

【制法用法】水煎服，每日 1 剂。

【功效主治】活血燥湿。主治瘀滞湿阻型胃癌。

藤龙汤

【组成】藤梨根 90g，龙葵 60g，石打穿 30g，九香虫 9g。

【制法用法】水煎服，每日 1 剂。

【功效主治】清热解毒。用于热毒内盛型胃癌。

胃癌粉

【组成】乌梢蛇 60g，螃蟹 6g，鹿角霜 60g。

【制法用法】晒干研细末。每次 5g，每日 3 次。

【功效主治】凉血活血。主治血瘀血热型胃癌。

乌虎汤

【组成】乌骨藤 30g，虎杖 25g，陈皮、枳壳、海藻、昆布各 8g。

【制法用法】水煎服，每日 1 剂。

【功效主治】活血行气化痰。用于痰瘀交阻型胃癌、肝癌。

陈香合喜树煎

【组成】陈皮、香附、郁金、延胡索、生姜、丁香各 6g，鲜喜树叶 500g。

【制法用法】将喜树叶与其他药分开煎。每日 1 剂，分别服用。

【功效主治】行气活血。用于肝气不疏，气血瘀结之胃癌。

【备注】若鲜喜树叶照上量服后出现口唇麻木、恶心感，可减量。

升血汤

【组成】生黄芪、太子参、鸡血藤各 15g，白茯苓、云茯苓各 5g，枸杞子、女贞子、菟丝子各 7g。

【制法用法】水煎服，每日 1 剂。6 周为 1 个疗程，配合化疗。

【功效主治】益气补肾活血。用于气虚血瘀型中、晚期胃癌。

抑癌散

【组成】白术 30g，半夏 30g，木香 9g，血竭 9g，雄黄 6g，瓦楞子 30g。

【制法用法】将上述 6 味药混合，研粉分成 30 份。每次一份，用开水冲服，每日 3 次。

【功效主治】燥湿健脾，行气活血。用于晚期胃癌疼痛。

紫藤根

【组成】紫藤根 30g，诃子 6g，菱角 20 个，薏苡仁 30g。

【制法用法】水煎服，每日 1 剂。

【功效主治】凉血利湿。主治湿热内阻型胃癌。

【备注】饮食原则如下。①禁食糯米及其加工食品。②蔬菜不限，但山药、芋头等需磨成糊状热食。③除鸡肉外禁食牛、羊、猪、马、腊肠等肉类。④禁食奶油、奶酪、冰糕。⑤禁食辣椒、胡椒、花椒等刺激性调料。⑥除可饮茶外忌烟酒、咖啡。

大黄方

【组成】大黄。

【制法用法】单味大黄粉或片。每日 2~4 次，每次 3g，温开水送服。

【功效主治】活血凉血。主治瘀热内结型胃癌。

木馒头夏枯草方

【组成】木馒头、夏枯草各 15g，炮穿山甲、煅瓦楞各 12g，广木香、干蟾皮各 9g。

【制法用法】水煎服，每日 1 剂，分 3 次服。

【功效主治】清热解毒化痰。主治痰热内盛型胃癌。

干蟾皮方

【组成】干蟾皮 0.5g，儿茶 0.5g，延胡索 0.3g，云南白药 0.4g。

【制法用法】上药共研细末。每日 1 次，每次 1.0g，1 周后每次增量至 1.2g，2 周后增量至 1.4~1.5g，3 周为 1 个疗程。服药时如有恶心、呕吐，就是中毒表现，应减少服药量，严重者停药。

【功效主治】活血止痛。主治瘀血内阻型胃癌。

八月札铁树叶方

【组成】八月札、铁树叶、白花蛇舌草、半枝莲各 15g，蜂房、白术各 5g，陈皮 3g。

【制法用法】浓煎服。每日 1 剂。

【功效主治】活血解毒。主治瘀阻毒聚型胃癌。

舌草茅根方

【组成】白花蛇舌草 75g，白茅根 75g，薏苡仁 30g，红糖 90g。

【制法用法】水煎服。每日 1 剂，分 3 次服。

【功效主治】清热解毒。主治热毒内盛型胃癌。

舌草龙葵方

【组成】白花蛇舌草（全草）100g，龙葵根 50g，猪殃殃（锯子草）30g。

【制法用法】水煎服，每日 1 剂，分 3 次服。

【功效主治】清热解毒。主治毒热内盛型胃癌。

舌草芦根方

【组成】白花蛇舌草 60g，芦根 30g，黑姜 3g，半枝莲 15g，栀子 9g。

【制法用法】水煎服，每日 1 剂，后以芦根煎水代茶。

【功效主治】清热解毒。主治毒热内盛型胃癌。

脐带广木香方

【组成】脐带、广木香各 30g，白术、法半夏各 15g，血竭 5g。

【制法用法】共研细末。每日 3 次，每次服 6g。

【功效主治】化痰行气活血。主治痰瘀交阻型胃癌。

青片方

【组成】青黛 120g，冰片 15g，枣肉 500g。

【制法用法】上药研细，以枣泥为丸，如绿豆大。1 日 3 次，每次 5 粒。

　　【功效主治】清热解毒。用于毒热内炽型胃癌、直肠癌。

柴胡郁金方

　　【组成】柴胡、郁金、枳壳、旋覆花、玫瑰花、白屈菜各 10g。

　　【制法用法】水煎服，每日 1 剂。

　　【功效主治】疏肝和胃。用于肝胃不和型胃癌。

枳壳、旋覆花方

　　【组成】枳壳、旋覆花各 12g，黄药子 15g，石见穿、白花蛇舌草各 30g。

　　【制法用法】水煎服，每日 1 剂。

　　【功效主治】疏肝和胃。用于肝胃不和型胃癌。

茯苓荜茇方

　　【组成】云茯苓、荜茇、娑罗子、陈皮各 10g，高良姜、紫蔻各 6g。

　　【制法用法】水煎服，每日 1 剂。

　　【功效主治】温胃健脾。用于脾胃虚寒型胃癌。

五灵脂生蒲黄方

　　【组成】五灵脂 12g，生蒲黄 12g，莪术 15g，土鳖虫 10g，赤芍 12g。

　　【制法用法】水煎服，每日 1 剂。

　　【功效主治】化瘀解毒。用于瘀毒内阻型胃癌。

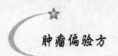

参芪方

【组成】党参、黄芪各 15g，白术 10g，仙鹤草、白英各 30g，重楼 12g。

【制法用法】水煎。每日 1 剂，分 2 次服。

【功效主治】益气解毒。用于气虚毒聚型晚期胃癌。

第二节 术后、放化疗偏验方

升血汤

【组成】生黄芪、太子参、鸡血藤各 15g，白术、枸杞子、女贞子、菟丝子各 5g。

【制法用法】水煎服，每日 1 剂，早晚分服。

【功效主治】益气健脾，补气养血。适应于配合中晚期胃癌化疗。

枸橘李八月札汤

【组成】枸橘李、八月札、青皮、生白术、石打穿、白花蛇舌草各 15g。

【制法用法】水煎服，每日 1 剂，分 2 次早晚服。

【功效主治】理气解郁，活血化瘀，解毒消积。适应于胃癌术后治疗。

健脾理气汤

【组成】莲肉、黄芪、麦芽各 20g，沙参、生麦冬、鸡内金各

10g，建神曲、木香、陈皮各 8g，黄连 4.5g，甘草 3g。

【制法用法】水煎服，在术后 4~7 天给药，每天或隔天服 1 剂。

【功效主治】健脾理气，调理胃肠。适应于胃癌手术后消化功能低下。

扶元汤

【组成】柿蒂、石斛、丹参各 15g，补骨脂、女贞子、山茱萸各 25g，黄精、鸡血藤、冬虫夏草各 10g。

【制法用法】水煎。每日 1 剂，取汁 6 次服用。

【功效主治】适应于胃癌，减轻化疗的毒副作用。

复元和中汤

【组成】茯苓、白术、当归、大枣、黄精各 15g，紫河车、红参、阿胶（烊化）、山茱萸、厚朴、枳实、竹茹、甘草各 10g。

【制法用法】水煎服，日 1 剂，每日服 2 次。

【功效主治】适应于胃癌，减轻化疗的毒副作用。

健脾益肾汤

【组成】黄芪、牛膝、白芍、女贞子、党参、枸杞子各 15g，白术、山茱萸各 9g，当归 3g，甘草 6g。

【制法用法】加水 1500ml 煎至 300ml。化疗前 2 天开始，每日 1 剂，分早、晚饭前各服药 150ml。连用 10 天为 1 个周期，共用 4 个周期。

【功效主治】适应于胃癌，减轻化疗的毒副作用。

健胃汤

【组成】党参、黄芪、淮山药、玉竹、鸡内金、白芍、当归各 10g，法半夏 7g，甘草 5g。

【制法用法】水煎服，日 1 剂。每日 2 次。

【功效主治】治疗胃癌术后排空障碍。

殃殃汤

【组成】猪殃殃、生黄芪、败酱草、白及、白英、蒲公英、党参、白花蛇舌草、半枝莲各 10g。

【制法用法】水煎取汁 200ml。每日 1 剂，分早、中、晚 3 次服用。

【功效主治】治疗胃癌术后综合征。

黄芪建中汤加味

【组成】黄芪 15g，党参、茯苓、白芍、当归各 7.5g，甘草 4.5g，桂枝 6g，生姜 6g，大枣 3 枚。

【制法用法】水煎服，每日 1 剂。每日 2 次。

【功效主治】补气清热。用于胃癌术后发热。

扶正抗癌方

【组成】潞党参、生黄芪各 15g，生白术 10g，生薏苡仁、仙鹤草、白英、白花蛇舌草各 30g，重楼、石见穿各 18g。

【制法用法】水煎服，每日 1 剂。可长期服用。可配合化疗。

【功效主治】益气化湿，清热解毒，消肿止痛。用于晚期胃癌术后。

第三节 食疗偏方

一、粥类偏方

菱角姜附粥

【组成】菱角 60g，熟附子 6g，干姜 10g，砂仁 4g，大米 60g。

【制法用法】将菱角、熟附子、干姜、砂仁加水煎汁去渣，入大米如常法煮粥，以粥稠为度。每日 1 次，温热食用。

【功效主治】温中健脾，降气和胃。适用于脾胃虚寒而致胃脘隐痛，以及胃癌的饮食辅助治疗。

薏苡仁玉米粥

【组成】薏苡仁 50g，玉米 50g。

【制法用法】将薏苡仁、玉米分别洗净，晒干或烘干，同研成粗粉，入锅，加水煮成稠粥。每日早晚分食。

【功效主治】健脾利湿，解毒散结。适用于胃癌、消化道肿瘤。

山楂陈皮香橼粥

【组成】生山楂 15g，陈皮 10g，香橼、荷叶各 6g，大米 60g，冰糖 15g。

【制法用法】将山楂、陈皮、香橼、荷叶放入锅中，加清水适量煎煮 30 分钟，去渣，加入淘洗干净的大米煮成稀粥，加冰糖调匀即可。每日 1 剂，分早晚 2 次食完，连食 5~7 日。

【功效主治】健胃消食，疏肝化痰，理气导滞。适用于胃癌患者手术后或放疗化疗中。

柴胡白芍木瓜粥

【组成】柴胡、白芍各 10g，木瓜 12g，白术 15g，薏苡仁 30g，调料适量。

【制法用法】前四味煎汤，去渣后加薏苡仁、调料煮粥。早晚餐食用。

【功效主治】疏肝理气，健脾渗湿，和胃抗癌。适用于胃癌。

荠菜花藕粥

【组成】荠菜花 30g，藕片 15g，莲子 12g，大米 60g。

【制法用法】将大米淘洗干净，与荠菜花、藕片、莲子一起放入砂锅中，加清水适量煮成稀粥即可。每日 1 剂，分早晚 2 次食完，可经常食用。

【功效主治】清热养阴，健脾补肾，止血。适用于胃癌患者手术后或放疗化疗者。

芦根竹茹粥

【组成】新鲜芦根 150g，竹茹 20g，薏苡仁、大米各 50g。

【制法用法】将新鲜芦根、竹茹分别拣杂，洗净，芦根晾干后切成碎小段，与竹茹同放入砂锅，加水适量，浓煎 30 分钟，去渣取汁，待用。将薏苡仁、大米淘洗干净，薏苡仁先放入砂锅，加水适量，大火煮沸后，改用小火煨煮 30 分钟，再放入大米，并加入芦根、竹茹浓煎汁，视需要可酌加清水适量，大火再煮沸，后改用小火煨煮成稠粥。早晚 2 次分服。

【功效主治】清热止呕，养阴生津，降逆。适用于胃热伤阴型胃癌及放疗化疗后出现阴虚内热之呕吐、呃逆者。

人参白术粥

【组成】白参、炙甘草各 6g，干姜 5g，白术 9g，大米 50g。

【制法用法】以白参、干姜、炙甘草、白术洗净后同入锅中，加水适量，煎煮 2 次，每次 20 分钟，合并滤汁。另将大米淘洗干净，入锅加水适量，煮成稠粥。早中晚 3 次分服蒸汁，服后 20 分钟，各食用热粥 1/3。

【功效主治】温补脾胃。适用于脾胃虚寒型胃癌。

黄芪人参粥

【组成】炙黄芪 30~60g，白参 5g，大米 60~90g，白糖适量。

【制法用法】将炙黄芪、白参切成薄片，置入清水中泡半小时，再置入锅中小火煮成浓汁，去渣取汁；再加清水入药渣中如法煎汁，去渣。将 2 次煎汁合并拌匀。于每日早晚取药汁与大米同煮成粥，入白糖即可。每日早晚餐前空腹温热食用。

【功效主治】益气健脾，增强免疫功能，抗癌。适用于气血两虚型胃癌。

陈皮墨鱼骨粥

【组成】陈皮 10g，墨鱼骨 15g，瘦肉 50g，大米、精盐各适量。

【制法用法】将陈皮、墨鱼骨与淘洗干净的大米一同放入砂锅中，加清水煮粥，熟后去陈皮、墨鱼骨，加入瘦肉片再煮，加精盐少许调味。分早晚 2 次食用。

【功效主治】降逆止呕，健脾顺气。适用于胃癌嗳气、呕吐不止者。

参苓粥

【组成】白参5g，白茯苓20g，生姜3g，大米100g。

【制法用法】将白参、生姜、白茯苓捣碎，放入锅中，加清水适量，浸泡半小时，煎取药汁。将大米淘洗干净，放入锅中，加入药汁煮至米烂粥稠即可。每日1剂，分2次食完，连食7~10日。

【功效主治】益气补虚，健脾养胃。适用于中晚期胃癌患者。

大蒜陈皮粥

【组成】生大蒜汁半匙，炒陈皮末半匙，冰糖1匙，糯米粥适量。

【制法用法】糯米粥内拌入生大蒜汁、炒陈皮末、冰糖即成。早晚餐食用。

【功效主治】解毒消炎，抗癌。适用于胃癌、食道癌等。

八宝藕粉粥

【组成】白茯苓、藕粉、白扁豆、莲子肉、川贝母、淮山药、奶粉各125g，蜂蜜适量。

【制法用法】将七味原料研细末，每次20g，滚水冲调，另加蜂蜜6g即成。可代点心，每日1次，每次200g。

【功效主治】具有益胃健脾，益气血，化痰渗湿的作用。适用于胃癌。

木棉树猪瘦肉粥

【组成】木棉树皮 500g,猪瘦肉 250g。

【制法用法】将木棉树皮、猪瘦肉洗净,分别切碎,加水共煎汤,慢火炖至熟烂即可。喝汤,吃肉。每日 2 次。

【功效主治】清热利湿,活血消肿。适用于胃癌、肠癌等。

牡蛎决明浮石粥

【组成】牡蛎、石决明、海浮石、海蒿子、昆布、蛤粉、紫菜各 25g。

【制法用法】用水煎常服,或加入粳米适量,用此药汁代水煮成药粥。每日 2 次服用。

【功效主治】软坚化积、清热抗癌。适用于胃癌早期伴胃脘隐痛不适者。

茯苓人参粥

【组成】茯苓 20g,人参 20g,粳米 50g。

【制法用法】茯苓、人参洗净,置锅中,加清水 500ml,急火煮开 5 分钟,改文火煮 20 分钟,滤渣取汁,再加粳米,加清水 1000ml,急火煮开 2 分钟,改文火煮 30 分钟,成粥,趁热服用。每日 1 次服用。

【功效主治】具有补益气血、健脾利湿的作用。适用于胃癌患者。

健胃抗癌粥

【组成】粳米 50g,向日葵芯杆 30g。

【制法用法】先将向日葵芯杆或向日葵托盘煎汤，滤汁去渣，加入粳米煮为稀粥。每日 2 次，经常服食。

【功效主治】具有抗癌、消炎的作用。适用于胃癌术后者。

阿胶圆肉粥

【组成】桂圆肉 12g，阿胶 30g，大枣 15g，花生米 20g，糯米 100g，红糖少许。

【制法用法】先将桂圆肉、大枣、花生米、糯米煮粥，至粥熟时，放入捣碎的阿胶，边煮边搅匀，稍煮二沸，加入红糖调匀即可。分 2 次早、晚服，温热食用。

【功效主治】具有补血和胃的作用。适用于胃癌贫血症明显患者。

蘑菇粥

【组成】鲜蘑菇 100g，糯米 100g，葱末、盐各适量。

【制法用法】将鲜蘑菇洗净撕成片，入锅加适量水和盐、葱等煮熟。吃蘑菇，喝汤，每日 1 次。

【功效主治】具有健胃、祛痰湿的作用。适用于胃癌患者。

野葛桂花粥

【组成】野葛粉 100mg，桂花 3g，玫瑰花 1g，粳米 100g，红糖适量。

【制法用法】取野葛干粉及桂花、玫瑰花共置煮熟的粥中，稍煮加糖即可。分 2 次食用，连续服用。

【功效主治】具有温中益气，扶正去毒的作用。适用于胃癌患者。

菱角玉竹粥

【组成】菱角 15g，诃子 9g，红花 3g，玉竹 15g，粳米 100g。

【制法用法】前四味水煎取汁，入粳米中同煮为粥。每日 1 剂，早、晚服用。

【功效主治】具有清暑解热、补脾胃、益气血的作用。适用于胃癌患者。

二、汤类偏方

仙人掌玉米汤

【组成】玉米 100g，仙人掌 100g，红糖适量。

【制法用法】将玉米加水适量，旺火烧开后改用小火煨炖 1 小时，加入仙人掌小碎块和红糖，搅匀后再煨炖 15 分钟即可。每日 1 剂，分 4 次服用。

【功效主治】健胃和中，降脂降压，防癌抗癌。适用于胃癌。

苦瓜香菇瘦肉汤

【组成】苦瓜 250g，瘦猪肉 300g，生姜 60g，香菇 5 朵，植物油、醋、精盐各适量。

【制法用法】将瘦肉洗净切丝；苦瓜洗净直切成两半，去籽去瓤，横切片；香菇洗净，用清水泡发。将瘦肉、苦瓜、生姜、香菇放入砂锅中，加清水适量，用大火烧沸后，改用小火煮 15 分钟，加精盐、植物油、醋，再煮 5 分钟即可。食肉喝汤。每日 1 剂，1 次或分 2 次食完，连食 5~7 日。

【功效主治】健脾养胃，解毒抗癌。适用于胃癌患者手术后

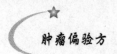

或放疗化疗中体弱、虚热等症。

香菇鱼肚排骨汤

【组成】香菇 30g，苦瓜 250g，猪排骨 1000g，油发鱼肚 100g，生姜 30g，醋、白糖、精盐各适量。

【制法用法】将猪排骨洗净砍块；鱼肚洗净切块；苦瓜洗净，去籽，横切片；香菇用清水泡开，洗净，切片。将排骨、苦瓜、鱼肚、香菇、生姜放入砂锅中，加清水适量，用大火烧沸后，改用小火烧 30 分钟，加醋、糖、精盐调味，再烧 5 分钟即可。经常食用。

【功效主治】补益气血，健脾养胃。适用于胃癌患者补益气血兼清热的辅助治疗。

参芪杞圆排骨汤

【组成】黄芪 10g，党参 20g，枸杞子 15g，茯神 10g，山药 25g，桂圆肉 15g，猪排骨 300g，味精、精盐各适量。

【制法用法】将黄芪、党参、枸杞子、茯神、山药、桂圆肉放入锅中，加清水淹没，煎煮去渣，加入排骨及清水适量，用大火煮沸后，改用小火炖约 3 小时，加精盐、味精调味即可。经常食用。

【功效主治】补气生血，健脾安神。适用于气血不足之胃癌患者。

鲜藕枸杞排骨汤

【组成】新鲜莲藕 250g，猪排骨 500g，枸杞子 30g，佐料各适量。

【制法用法】将莲藕洗干净，切片，与洗净的排骨、枸杞子同放入砂锅中，加清水适量，用大火煮沸后，加入生姜粉、精盐，改用小火再煮 5 分钟，加味精、胡椒粉调味即可。喝汤食肉。经常食用。

【功效主治】补益气血，健脾统血。适用于胃癌患者手术后或放疗化疗。

黄芪阿胶薏苡仁汤

【组成】黄芪 30g，生薏苡仁 30g，阿胶 10g，冰糖适量。

【制法用法】将黄芪、薏苡仁加水 800ml 煎至 500ml，过滤加冰糖及阿胶，再煎溶化为度。每日分数次食用。

【功效主治】补气养血，健脾利湿。适用于胃癌气血双亏者。

黄芪猴头菇汤

【组成】猴头菇 150g，黄芪 30g，嫩鸡肉 250g，小白菜心 100g，佐料各适量。

【制法用法】用温水泡发猴头菇，削去底部，洗净切成厚片，将猴头菇浸出液沉淀，滤渣备用。鸡肉切片。先将鸡肉、黄芪、葱、生姜入油锅煸炒后，入盐、酒及猴头片，共大火烧沸后改用小火炖 1 小时，加入白菜心及胡椒粉即成。每日分 2 次食用。

【功效主治】补气养血，消肿利尿。适用于胃癌。

高良姜猪肚汤

【组成】胡椒、高良姜各 10g，猪肚 500g，盐适量。

【制法用法】将猪肚洗净，高良姜切片；胡椒研碎。将后两味放猪肚内，拉紧两端，加水煮熟，加食盐调味。吃猪肚，饮汤，每日 1 次，连续服用。

【功效主治】具有散热止痛、温中止呕的作用。适用于胃癌剧吐的辅助治疗。

羊乳汤

【组成】羊乳 500ml，蜂蜜 20ml，竹沥水 20ml，韭菜汁 10ml。

【制法用法】将羊乳放锅中煮沸后，依次加入竹沥、蜂蜜、韭菜汁后调匀。每日 1 剂。分次饮服。

【功效主治】滋阴清热，补虚健体。适用于胃癌患者。

杞子百合汤

【组成】百合 20g，枸杞子 20g。

【制法用法】枸杞子、百合分别洗净，共置锅中，加清水 1000ml，急火煮开 3 分钟，文火煮 20 分钟，滤渣取汁。每日 1 剂。分次饮服。

【功效主治】具有清热滋阴的作用。适用于胃癌患者。

慈菇芦笋羹

【组成】山慈菇 30g，芦笋 300g，冰糖适量。

【制法用法】将山慈菇去皮切片，芦笋切片，加水及冰糖煮约半小时即可。经常食用。

【功效主治】化痰散结，清热解毒，抗癌。适用于胃癌患者。

荸荠银耳羹

【组成】去皮荸荠 30g，银耳 15g，冰糖 15g。

【制法用法】将银耳用温水浸泡，与荸荠同放入砂锅中，加清水适量，用小火煮沸后加冰糖，煮至汤稠即可。经常食用。

【功效主治】清热养阴，益胃生津。适用于胃癌手术后或放疗化疗患者。

三、茶饮类偏方

芦苇根茎茶

【组成】芦苇根茎 30g。

【制法用法】芦苇根茎加水 300g 煎汁。代茶饮。

【功效主治】清热解毒，化瘀散结。适用于津亏热结型胃癌。

玫瑰花茶

【组成】玫瑰花瓣 5g，茉莉花 5g，绞股蓝 10g，绿茶 5g。

【制法用法】将以上四味合置一大杯中，沸水冲泡即成。每日频饮。

【功效主治】理气解郁、舒肝健脾、止痛抗癌。适用于痰气交阻型胃癌。

白花蛇舌草茯苓饮

【组成】白花蛇舌草 30g，茯苓 15g，蜂蜜 20g。

【制法用法】将白花蛇舌草洗净，晒干，切成碎小段，备用。再将茯苓拣杂，洗净，晒干或烘干，切成片，与白花蛇舌草碎小段同放入砂锅，加水浸泡片刻，煎煮 30 分钟，用洁净纱布过滤，去渣，取汁后再用小火浓缩至 300g，离火，待其温热时兑入蜂蜜，拌和均匀即成。每日 2 次，每次 150g，温服。

【功效主治】解毒抗癌，清热健脾。适用于胃癌等。

蒲黄五灵脂饮

【组成】蒲黄粉 30g，五灵脂 40g，生山楂 15g，蜂蜜 60g。

【制法用法】将五灵脂、生山楂（洗净后切片）同放入砂锅，加水适量，浓煎 30 分钟，用洁净纱布过滤，去渣，取汁放入砂锅，调入蒲黄粉，视滤汁量可再加清水适量，再煎煮 15 分钟，离火，待煎汁温热时调入蜂蜜，拌匀即成。每日 3 次，每次约 100g，温服。

【功效主治】活血化瘀，抗癌止痛。适用于胃癌患者。

甘草白芍饮

【组成】炙甘草 20g，杭白芍 30g，蜂蜜 20g。

【制法用法】将炙甘草、杭白芍洗净，入锅加水适量，大火煮沸，改小火煎煮 30 分钟，去渣取汁，待药汁转温后调入蜂蜜即成。上下午分服。

【功效主治】平肝敛阴，缓急止痛。适用于胃癌、肝癌疼痛尤为适宜。

薏仁防癌茶

【组成】薏苡仁 60g，大枣 30g，绿茶 3g。

【制法用法】先将茶叶用沸水冲泡 5 分钟，取汁；将薏苡仁与大枣加水适量，煮至熟粥状，再将茶汁加入即可。每日 1 次，分 3 次温服，饮汁及食大枣、薏苡仁。

【功效主治】健脾利湿、解毒去浊。适用于胃癌、膀胱癌、肠癌等。

生津饮

【组成】青果 5 个，石斛 6g，甘菊 6g，麦冬 9g，荸荠 5 个，鲜芦根 2g，桑叶 9g，竹茹 6g，鲜藕 10 片，黄梨 2 个。

【制法用法】将荸荠、黄梨去皮，石斛、芦根切碎，青果去核和其他味药，加水 2000ml，小火煎煮 1 小时，静置片刻，汁液滤过去渣即可。不限时，少量多饮。

【功效主治】养胃生津、清热止渴。适用于胃癌。

三香鸡血饮

【组成】鸡血块 250g，木香 10g，小茴香 10g，豆蔻 10g，盐、猪油、葱、姜各适量。

【制法用法】将木香、小茴香、豆蔻置锅中，加清水 500ml，煮开 30 分钟，滤渣取汁；再将鸡血块切成小块放入，加猪油、盐、葱、姜少量煮熟即可食用。每日 1 次，分 2 次温服。

【功效主治】活血通络，散结化瘀。适用于胃癌的食疗。

陈皮佛手茶

【组成】佛手 20g，陈皮 20g。

【制法用法】陈皮、佛手分别洗净，置锅中，加清水 500ml，急火煮开 3 分钟，改文火煮 20 分钟，滤渣取汁。每日 1 次，分 2 次温服。

【功效主治】具有化痰散结的作用。适用于胃癌患者。

丁香代茶饮

【组成】黄酒 50ml，丁香 5 粒。

【制法用法】将丁香置瓷杯中，再将黄酒倒入杯里，将杯上笼蒸 10 分钟即可。每次服 20ml，每日 2 次。

【功效主治】散寒通络、活血温胃。适用于胃癌、胃脘隐痛。

橙子绿豆饮

【组成】绿豆 15g，鲜青果 20 个，橙子 1 个，竹叶 3g。

【制法用法】将青果去核，橙子带皮切碎。将青果、橙子、绿豆、竹叶一同置锅内，加水 750ml，煎煮 1 小时，静置片刻即可食用。不拘时，可作饮料饮用。

【功效主治】清热解毒、生津止渴。适用于胃癌胃脘灼热症。

干姜麦芽饮

【组成】麦芽 20g，干姜 20g。

【制法用法】干姜洗净，麦芽炒熟，共置锅中，加清水 500ml，急火煮开 5 分钟，改文火煮 20 分钟，滤渣取汁。每日 1 次，分 2 次温服。

【功效主治】具有温中散寒、健脾益胃的作用。适用于胃癌患者。

陈皮代花饮

【组成】陈皮 20g，代代花 10g。

【制法用法】陈皮晾干洗净，代代花洗净。共置杯中，开水冲饮。每日 1 次，分 2 次温服。

【功效主治】具有健脾化痰，行气宽中的作用。适用于胃癌患者。

菱角薏米香菇饮

【组成】薏苡仁 30g，菱角 15g，红花 3g，龙眼肉、香菇各 20g。

【制法用法】将红花布包，与其他各味水煎，去红花布包，服用。每日 1 次，连服 30 剂。

【功效主治】健脾利湿、解毒去浊。适用于胃癌的辅助治疗。

四、菜肴类偏方

独蒜猪肚

【组成】猪肚 1 个，独头蒜 100g，陈皮 10g，花生 20g，胡椒 10g，油、盐、葱、姜、黄酒各适量。

【制法用法】猪肚去脂膜后切丝，入沸水中烫透，待油热后加入诸料略翻炒，再加入肉汤，炖至熟烂即成。佐餐食用。

【功效主治】温中健脾，和胃解毒。适用于脾胃虚寒之胃癌。

芦笋炖排骨

【组成】芦笋 200g，猪排骨 1000g，生姜丝 10g，精盐适量。

【制法用法】将芦笋洗净，切短节。将排骨洗干净，放入砂锅中，加清水适量，用大火煮沸后，改用小火炖至肉烂，加入芦笋煮片刻，再加入生姜丝、精盐即可。经常食用。

【功效主治】益精养血，暖胃健脾。适用于胃癌体虚或手术后或放疗化疗后脾胃虚寒者。

核桃枝炖鸡蛋

【组成】核桃树枝 150g，鸡蛋 2 个。

【制法用法】将核桃树枝切成小段，先煎 4 小时，滤渣，取汁；再用药汁煮鸡蛋。每日 2 个鸡蛋，连续食用。

【功效主治】具有提高免疫功能、抗癌的作用。适用于胃癌及各种癌症的辅助治疗。

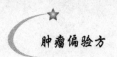

多味牛肉脯

【组成】胡椒 15g，荜茇 15g，陈皮 6g，砂仁 6g，草果 6g，良姜 6g，牛肉 2500g，生姜 100g，葱 50g，盐 75g。

【制法用法】将牛肉洗净入沸水锅中致色变捞出，凉冷后切大块。将胡椒、荜茇、草果、陈皮、砂仁、姜研末，与生姜汁、葱汁一起拌和，加盐调成糊状。将牛肉切好与调好的药糊拌匀后，码入坛内封口，腌制 2 日后取出，再放烤炉中烤熟即成。辅餐食用。

【功效主治】具有抗氧化、提高免疫力的作用。适用于胃癌患者。

鲜鲫鱼炖莼菜

【组成】鲜鲫鱼、鲜莼菜各适量。

【制法用法】将鲫鱼、莼菜同煮，调服时宜清淡，不可太咸。每日 1 次。

【功效主治】补气下水，止呕抗癌。适用于胃癌。

陈皮炖老鸭

【组成】陈皮 50g，活老鸭 1 只。

【制法用法】老鸭活杀，去血，去毛、头、爪、内脏，剁成块，陈皮洗净，同置锅中，加清水 1000ml，加黄酒、食盐、姜、葱适量，炖熟即可食用。经常食用。

【功效主治】补气益血、健脾和胃。适用于胃癌患者。

第四节 药酒偏验方

灵芝酒方

【组成】灵芝 50g，粮食酒 1000g，蜂蜜 20g。

【制法用法】灵芝浸酒中密封，冷浸 15~30 天后即可应用。每日服 50ml 左右。

【功效主治】发散风寒、温中通阳。适用于胃癌患者。

刺五加酒

【组成】刺五加 1000g，低度白酒 2500g。

【制法用法】刺五加切碎后盛入绢袋，泡酒 2500g，2 个月后即可饮用，也可制成甜酒。每日晚餐饮 10~15ml，不会饮酒者可取 5g 左右，加白糖水 10 倍，制成甜酒，徐徐饮之。

【功效主治】益气健脾，补肾活血。适用于胃癌患者。

朱砂乳香方

【组成】朱砂 15g，乳香 15g，没药 15g，冰片 30g，米酒 500g。

【制法用法】上 4 味共捣碎，放入盛米酒的瓶内，密封浸泡 2 天后备用。用时沉淀后取少量澄清液装于小瓶内备用。用棉签或毛笔蘸药水搽于痛处，搽药范围宜略大些，稍干后再重复 3~4 遍即可。

【功效主治】调气活血，定痛追毒。适用于胃癌患者。

刺五加香菇方

【组成】刺五加根 10g，香菇 10g，蜂蜜 30g，白酒（30 度）500g。

【制法用法】上药白酒浸泡，加蜂蜜水 10 倍，制成甜酒。徐徐饮之。

【功效主治】调气活血，温中下气、补脾调胃。适用于胃癌患者。

冰片硼砂方

【组成】冰片 45g，硼砂 10g，枯矾 15g，95% 酒精 500g。

【制法用法】将前 3 药投入酒精混匀后装瓶备用。外搽疼痛部位，不拘时。

【功效主治】抗炎、抗菌、镇痛。适用于胃癌患者。

黄药子虻虫酒

【组成】黄药子 300g，虻虫 30g，全蝎 30g，蜈蚣 30g，白酒（60 度）1000ml。

【制法用法】上药用白酒密封浸泡，埋在地下 7 天即可饮用。每次服 10~30ml，每日 3 次。

【功效主治】活血止痛。适用于胃癌。

小贴士

胃癌患者饮食宜忌

养成良好的饮食习惯。

平时以清淡易消化的食物为主，多食含维生素类丰富的新鲜瓜果、蔬菜，尤其多食菌菇类食品。

宜软食，少食多餐，多进食高蛋白、多维生素C和含锌食物。

宜食新鲜蔬菜、水果等含维生素C丰富的食品。

饮食禁忌

忌食各种煎炸、较硬的食物，以及对胃黏膜有化学性和机械性刺激的食品，如油炸花生米、油饼、炸鱼、炸排骨、辣椒、酒、香料等。

含有亚硝酸盐较多的泡菜、酸菜等也不宜食用。

忌暴饮暴食或饥饱不匀。

不食霉变、熏腌、酸馊食物。

忌食辛辣和其他刺激性大的食物，戒除烟、酒嗜好。

第四章　肝癌

　　肝癌是指原发于肝脏细胞和胆管细胞的恶性肿瘤，又称原发性肝癌。中医古代文献中无系统论述，但多种病证如"积聚"、"痞满"、"黄疸"等都有类似于肝癌的描述，目前多以"肝积"名之。中医认为肝癌的发生多由饮食内伤、情志失调，致肝脾受损、气机阻滞、瘀血内停、湿热邪毒蕴结、日久渐积而成，病位以肝、脾为主，晚期可伤及肾阴，病属虚实夹杂。

　　早期起病很隐匿，晚期表现又常多样化，通常以上腹部胀痛，肝区疼痛，上腹肿块，纳差，乏力消瘦为多见。也有腹泻、黄疸、急腹症为突出表现者。临床表现以胁痛、右上腹包块及消化道症状为主。

原发性肝癌的辨证分型

1. 气滞血瘀

　　胁痛如锥刺，痛牵腰背，固定不移，入夜痛剧，纳差，恶心，脘腹胀闷，胁下痞硬，呃逆嗳气，或伴腹水，大便不实，乏力。舌苔淡白，质紫暗，舌边尤甚，呈紫斑状，脉弦涩。

2. 湿热蕴毒

　　两胁痞硬，刺痛不移，发热汗出，心烦易怒，口干口苦，身目黄染，恶心少食，便结溺赤。舌苔黄腻，舌质红而紫暗，脉弦数稍滑。

3.肝肾阴虚

胁肋隐痛，低热盗汗，腰酸腿软，头晕目眩，形体羸瘦，或腹胀如鼓，青筋暴露，五心烦热，入夜尤甚，皮肤巩膜黄染，溲赤，或呕血便血。舌红少苔，脉细数无力。

4.脾虚湿困

消瘦乏力，纳呆腹胀，便溏肢浮，神疲体倦，少气懒言。舌淡，苔白腻，脉滑细或濡。

第一节 中药内服偏验方

蛤蟆散

【组成】癞蛤蟆1~2只。

【制法用法】取癞蛤蟆（2只）皮、心、肝、眼，置瓦上焙黄，研成细粉，分成5包。每次1包，每日2次，黄酒冲服。另将1只癞蛤蟆去掉五脏，煮烂，冷成冻状，口服，每次1只，隔日1次。

【功效主治】解毒，止痛，消肿。主治肝癌。

壁虎酒

【组成】活壁虎5~10条，白酒（60度）500g。

【制法用法】将活壁虎放入盛有酒的锡壶或棕色瓶内，置阴处，一般 7 天即可饮用。每次 10ml，每日 2~3 次。

【功效主治】散结，止痛。主治肝癌。

金甲方

【组成】龟甲、鳖甲、生牡蛎、大青叶、娑罗子全蝎各等份。

【制法用法】共为细粉，水泛为丸，如绿豆大小。每次服 3~9g，1 日 3 次。黄芪煎水或开水送下。

【功效主治】清热解毒，滋阴潜阳。主治肝癌。

三甲青金汤

【组成】牡蛎、鳖甲、龟甲各 7g，金铃子 9g，大青叶、丹参各 15g。

【制法用法】水煎服，每日 1 剂。

【功效主治】滋阴潜阳，活血补血，通络止痛。主治肝癌胁下疼，上腹疼。

茵金丸

【组成】茵陈 30g，黄芩、火硝、谷芽、生甘草各 15g。

【制法用法】共为细粉，水泛为丸。每服 1.5~3g，1 日 3 次。

【功效主治】消坚破积，利胆除湿。主治肝癌肿块坚硬，黄疸出现时。

枳壳消痞汤

【组成】枳壳、川朴、茯苓、八月札、炒谷芽、炒麦芽各 7g、半枝莲、白花蛇舌草各 15g。

【制法用法】水煎服，每日 1 剂，分 2 次上、下午服用。

【功效主治】理气健脾，清热解毒。主治肝内胆管细胞癌。

全虫散

【组成】全蝎、蜈蚣、水蛭、僵蚕、蟛螂、守宫、五灵脂各等份。

【制法用法】共为细末。每次 3g，每日 2 次。

【功效主治】活血化瘀，散结消肿。主治肝癌。

三花散

【组成】七叶一枝花 30g，金银花、野菊花、郁金、赤芍各15g。

【制法用法】共研细末，制成散剂。日服 3 次，每次 5g。

【功效主治】清热解毒。主治肝癌。

旱莲生姜膏

【组成】旱莲草 250g，生姜 15g，蜂蜜适量。

【制法用法】旱莲草、生姜加水煎，取汁，加蜂蜜熬膏。每日服 1 匙，日服 3 次。

【功效主治】养阴益肾。主治肝癌气阴两虚。

柴胡莪术白术饮

【组成】柴胡、莪术、黄芩、白术、鸡内金各 15g，水蛭 6g。

【制法用法】水煎服，每日 1 剂，分 2 次早晚服，2 个月为 1个疗程。

【功效主治】疏肝清热，活血解毒。主治晚期肝癌伴有腹水者。

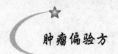

柴胡蚤休汤

【组成】炒柴胡、茯苓、赤芍、茜草、郁金各10g，蚤休、黄芩、莪术各15g。

【制法用法】水煎服，每日1剂。

【功效主治】疏肝理气，活血化瘀。主治原发性肝癌气滞血瘀型。

人参三七方

【组成】人参、三七、乳香、没药各15g，熊胆、麝香、牛黄各3g。

【制法用法】将诸药研成细末。每服1.5g，每日3次。

【功效主治】行气活血，清热抗癌。主治原发性肝癌手术后患者。

双半煎

【组成】半边莲、半枝莲、黄毛耳草、苡仁各15g、天胡荽30g。

【制法用法】水煎服，每日1剂。

【功效主治】清热解毒，利湿消瘀。主治原发性肝癌。

消积软坚汤

【组成】党参、半枝莲、铁树叶各15g，三棱、莪术、地鳖虫各9g。

【制法用法】水煎服，每日1剂。

【功效主治】消积软坚，清热解毒。主治原发性肝癌。

消癌散

【组成】山慈菇、半边莲各 30g，昆布、海藻、三棱各 10g。

【制法用法】水煎服，每日 1 剂。

【功效主治】解瘀行滞。主治肝癌。

金黛散

【组成】紫金锭 6g，青黛、片黄 12g，野菊花 60g。

【制法用法】共研细末。每次 3g，日 3 次。

【功效主治】清热解毒，疏肝散结。主治肝癌。

黄天二莲汤

【组成】半枝莲、半边莲、黄毛耳草 15g，元胡荽 30g。

【制法用法】水煎服，每日 1 剂。

【功效主治】清热解毒。主治肝癌。

健脾活血汤

【组成】黄芪、党参各 15g，白术、云苓、柴胡、穿山甲、丹参、苏木各 9g。

【制法用法】水煎服，每日 1 剂。

【功效主治】健脾理气，破血抗癌。主治原发性肝癌。

肝益煎汤

【组成】夏枯草、海带、茵陈、车前子各 15g，川楝子、生香附、木香、白芍各 9g，甘草 6g。

【制法用法】水煎服，每日 1 剂。

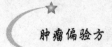

【功效主治】清热祛瘀，软坚化痰。主治原发性肝癌。

郁金汤

【组成】郁金 15g，枳壳 12g，柴胡 12g，川朴 9g，生甘草 3g，大枣 6 枚。

【制法用法】水煎服，每日 1 剂，分 2~3 次服，或徐徐服。

【功效主治】利水消肿，清肝理脾。主治肝癌晚期出现腹水消瘦时。

鳖甲八月札汤

【组成】炒鳖甲、八月札、三白草、半边莲、紫丹参、铁树叶、藤梨根、土槿子、何首乌各 10g，广青皮 4g。

【制法用法】水煎服，每日 1 剂。

【功效主治】养胃平肝，软坚破积。主治胃癌，肝癌（肝火郁结）。

川军甲虫汤

【组成】熟大黄 9g，西洋参 10g，水蛭 10g，鳖甲 10g，穿山甲 10g，茯苓 10g。

【制法用法】水煎服，日 1 剂，日服 4 次，2 周为 1 个疗程。

【功效主治】扶正祛邪抗肿瘤。治疗原发性肝癌。

荡邪软坚补肝方

【组成】三七粉（冲服）3g，守宫 6g，柴胡 6g，莪术、太子参、党参各 10g。

【制法用法】水煎服，日 1 剂。

【功效主治】清热解毒，活血化瘀。治疗原发性肝癌。

金甲汤

【组成】郁金、八月札、丹参、鳖甲、女贞子、龙葵各 15g，柴胡、七叶一枝花各 10g。

【制法用法】每剂 4 煎。1 日 2 次，2 日服完，半空腹温服，连服 2 个月为 1 个疗程。

【功效主治】疏肝理气，活血化瘀，益肾健脾。治疗肝癌。

消瘤汤

【组成】炒麦芽、黄芪、半枝莲、威灵仙、太子参、鳖甲、白术各 15g，阿胶、白芍、五灵脂各 7g。

【制法用法】水煎服，日 1 剂，分 3 次服用。

【功效主治】扶正祛邪。治疗原发性肝癌。

竹叶石膏汤加减

【组成】半夏、银柴胡各 9g，竹叶 12g，麦冬 15g，甘草 6g，大枣 10 枚。

【制法用法】水煎服，每日 1 剂。

【功效主治】益气养阴，化痰散结。主治原发性肝癌。

金黛散

【组成】紫金锭 6g，青黛 12g，牛黄 12g，野菊花 60g。

【制法用法】共研为细末。每次 3g，每日 3 次。

【功效主治】清热解毒。主治毒热内盛型肝癌。

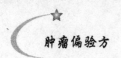

复方丹参汤

【组成】丹参、石见穿、夏枯草各 15g，香附、党参、马鞭草、重楼、活血龙各 7g，鹅不食草 4g，守宫 3 条。

【制法用法】水煎服，每日 1 剂。

【功效主治】行气活血。主治气滞血瘀型肝癌。

肝癌一号散

【组成】生莪术、生三棱、生水蛭、瓦楞子各 9g，红花、香附、木香、砂仁、半夏、厚朴、枳实、木通各 7g。

【制法用法】共研细末，制成内服散剂。口服，每次 3g，每日 3 次，3~6 个月为 1 个疗程。

【功效主治】活血解毒行气。主治血瘀气滞型肝癌。

当归利肝汤

【组成】金银花 30g，当归、龙葵、十大功劳叶、黑栀子各 15g，赤芍、郁金、土茯苓、甘草各 9g，广木香、姜黄各 3g。

【制法用法】水煎服，每日 1 剂。

【功效主治】清热解毒，行气活血。主治原发性肝癌。

推气散加味

【组成】姜黄、枳壳、桂心、当归、红藤、厚朴、蜈蚣、郁金、柴胡、丹参各 15g，制南星、半夏、大黄各 9g，炙甘草 6g。

【制法用法】诸药共研细末。每日 3 次，每次 12g。

【功效主治】理气活血，通络止痛。用于肝癌晚期疼痛。

当归丹参方

【组成】当归、丹参各15g，川芎、醋香附、木香、郁金、鸡内金、草河车、小红参各10g。

【制法用法】水煎服，每日1剂，可配合定神丸。

【功效主治】活血化瘀。主治瘀血阻滞型肝癌。

甲参汤

【组成】生鳖甲、丹参、干蟾皮、生山楂、半枝莲各15g，水蛭5g，狼毒、炙全蝎各3g。

【制法用法】水煎服，每日1剂。

【功效主治】化瘀解毒。主治瘀阻毒聚型肝癌。

参草方

【组成】党参、炙甘草、生蒲黄、五灵脂各5g，黄芪、三棱、莪术、鳖甲、大枣各15g。

【制法用法】水煎服，每日1剂。

【功效主治】益气活血。主治气虚血瘀型肝癌。

茯苓方

【组成】茯苓、广郁金、炙鳖甲、淮山药、茵陈各12g，栀子、赤芍、龙胆、三棱各9g，柴胡、桃仁泥各3g。

【制法用法】水煎服，每日1剂。

【功效主治】清热利湿，疏肝活血。主治肝癌。

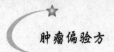

赤白芍方

【组成】赤芍、白芍、茵陈、三棱、莪术、当归、丹参、郁金各10g。

【制法用法】水煎服，每日1剂。

【功效主治】活血解毒。主治瘀滞毒聚型原发性肝癌。

党参地黄方

【组成】党参、生地黄、天冬、麦冬、枸杞子、白术、白芍各9g，五味子5g，木香、甘草各6g。

【制法用法】水煎服，每日1剂。

【功效主治】益气养阴。主治气阴不足型原发性肝癌。

柴胡当归方

【组成】柴胡、当归各12g，白术、云茯苓、郁金、香附各10g，甘草4g。

【制法用法】水煎服，每日1剂。

【功效主治】疏肝理气。用于肝气郁结型肝癌。

独脚莲方

【组成】半枝莲、独脚莲各15g，重楼7g，丹参、三棱、莪术、土茯苓各5g。

【制法用法】水煎服，每日1剂。

【功效主治】燥湿解毒。晚期原发性肝癌。

猪殃殃方

【组成】猪殃殃、败酱草、半枝莲、白花蛇舌草、虎杖各15g，莪术、鳖甲各7g，水蛭2g。

【制法用法】水煎服，每日1剂。

【功效主治】利胆祛湿。主治原发性肝癌。

当归赤芍方

【组成】当归、赤芍、白芍、夏枯草、甘草各12g，川楝子9g。

【制法用法】水煎。每日1剂，分2次服。

【功效主治】疏肝理气，活血散结。主治原发性肝癌。

冰片方

【组成】冰片15g，白酒适量。

【制法用法】将冰片溶于白酒中，装瓶备用。需要时用棉棒蘸此药酒涂擦疼痛部位，每日数次。

【功效主治】通络止痛。肝癌后期疼痛。

第二节 术后、放化疗偏验方

补中益气汤加减

【组成】防风、青皮、陈皮、广郁金、薄荷、葛根粉10g，炙黄芪6g，红参6g，升麻6g，炙甘草6g。

【制法用法】水煎。每日1剂，分2次服。

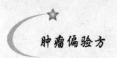

【功效主治】适应于晚期肝癌。

黄芪抗肝癌汤

【组成】生黄芪 50g，当归、鸡内金（生）、赤小豆各 25g，白芍、丹参、车前子各 15g。

【制法用法】水煎服。每日 1 剂，适量饮服。

【功效主治】适应于肝癌继发腹水。

桃仁泥方

【组成】桃仁泥 12g，当归、红花、土鳖虫各 9g，赤芍、白芍各 6g，广木香 5g。

【制法用法】水煎服。每日 1 剂。

【功效主治】活血行气。主治转移性肝癌。

苍术白术方

【组成】苍术、白术、生牡蛎（先煎）、牛膝、汉防己、鸡血藤、细生地黄、首乌藤（夜交藤）、丹参、黄精各 15g，当归、郁金各 6g。

【制法用法】水煎服。每日 1 剂。

【功效主治】适应于晚期肝癌并发腹水。

茵陈夏枯草方

【组成】茵陈、夏枯草、牡蛎、丹参、漏芦、铁树叶各 15g，海藻、昆布、桃仁、三棱、莪术各 10g。

【制法用法】水煎服，每日 1 剂。

【功效主治】适应于原发性肝癌。

生黄芪方

【组成】生黄芪、丹参、赭石各15g，茯苓、杭白芍、怀山药、生鸡内金各7g，皮尾参6g。

【制法用法】水煎服，每日1剂。

【功效主治】适应于肝癌破裂出血术后。

第三节　食疗偏方

一、粥类偏方

箬竹叶粥

【组成】箬竹嫩叶60g，粳米适量。

【制法用法】箬竹嫩叶先煮取汁，加粳米煮粥。每日1剂，早、晚服用。

【功效主治】解毒消肿。适应于肝癌。

山药扁豆粥

【组成】山药30g，白扁豆10g，粳米100g。

【制法用法】上3味加水如常法煮粥服食。每日1次。

【功效主治】健脾化湿。适应于肝癌以脾虚泄泻为主。

桃仁粥

【组成】粳米50g，桃仁20g。

【制法用法】桃仁洗净，捣碎，置锅中，加清水1000ml，加粳米，急火煮开5分钟，改文火煮30分钟。每日1剂，分次服用。

【功效主治】活血破瘀。适用于肝癌患者。

粳米去毒粥

【组成】蒲公英20g，粳米50g。

【制法用法】蒲公英洗净，切成细末，置锅中，加清水1000ml，加粳米，急火煮3分钟，改文火煮30分钟，成粥。趁热服用。

【功效主治】清热去毒。适用于肝癌患者。

大蒜汁粥

【组成】生大蒜汁半匙，炒陈皮末半匙，冰糖1匙，糯米粥适量。

【制法用法】糯米粥内拌入生大蒜汁、炒陈皮末、冰糖即成。早、晚分食。

【功效主治】解毒消炎、抗癌。适用于肝癌、胃癌、食道癌等多种癌症。

山药扁豆粥

【组成】淮山药、白扁豆各30g，糯米50g。

【制法用法】加水适量煮粥。每日2次。

【功效主治】健脾止泻。适用于肝癌腹胀及腹泻者。

猪肝绿豆薏仁粥

【组成】猪肝200g，绿豆50g，薏苡仁30g。

【制法用法】猪肝切成小块，与绿豆、薏苡仁加水适量共煮为粥。每日1剂，分早、晚温服。

【功效主治】清热解毒、养肝利湿。适用于肝癌口苦及发热和尿少者。

紫草薏米粥

【组成】紫草 10g，白芍 15g，薏苡仁 50g，白糖适量。

【制法用法】前两者水煎取汁，与薏苡仁同煮为粥，加入白糖调匀即可。每日 1 剂，早、晚服用。

【功效主治】清热利湿。适用于肝癌患者。

梨粥

【组成】鲜梨 5 个，粳米 100g。

【制法用法】同煮做粥。每日 1 剂。

【功效主治】生津补液、健脾开胃。适用于肝癌厌食症。

猪肝刀豆香菇粥

【组成】刀豆子、香菇各 30g，猪肝、粳米各 60g，佐料各适量。

【制法用法】猪肝洗净，切成长 3cm，厚 1cm 的片，其他均洗好备用。油锅下猪肝、香菇、刀豆子煸炒，再下葱姜末等，调好口味，盛入碗内待用。粳米入锅内，并用浸香菇的水熬煮成粥，将猪肝等倒入锅内，再稍煮片刻，即可食用。每日 1 次。

【功效主治】补肝养血、健脾理气。适用于肝癌。

香菇二米粥

【组成】香菇 50g，大米 250g，薏苡仁 50g，油豆腐 3 块，青豆半小碗，油、盐各适量。

【制法用法】薏苡仁洗净浸透心，大米淘净，温水发香菇，浸出液沉淀滤清备用；香菇、油豆腐切成小块。将大米、薏苡仁、香菇、油豆腐、香菇浸出液等放入盆中混匀，加油、盐调味，撒上青豆入笼屉蒸熟即可。做三餐主食，连食 15 日。也可做粥。

【功效主治】补肝肾、健脾胃。适用于肝癌患者。

大蒜陈皮粥

【组成】生大蒜汁半匙，炒陈皮末半匙，冰糖 1 匙，糯米粥适量。

【制法用法】糯米粥内拌入生大蒜汁、炒陈皮末、冰糖即成。早晚餐食用。

【功效主治】解毒消炎，抗癌。适用于原发性肝癌、胃癌、食道癌等。

甲鱼猪肚粥

【组成】甲鱼 1 只（重约 500g），猪肚 250g，糯米 100g，黄酒 10g，生姜 15g，胡椒粉 5g，鲜汤 1000ml，植物油、精盐、味精各适量。

【制法用法】将甲鱼宰杀后，剁去头，去掉甲壳、尾及爪尖，弃肠杂，用清水反复洗净，切成小块，放入开水中煮一下，捞出，刮去黑皮，洗净。猪肚用精盐多揉几次，刮去内层黏液，再用清水洗净，切成薄片。生姜洗净切成片。炒锅上火，放油烧热，放入甲鱼，迅速翻炒 5 分钟，加入黄酒、生姜片略炒，再放入鲜汤、猪肚、淘洗干净的糯米，置大火上煮，水沸后，改用小火继续煮至甲鱼熟烂、糯米开花时，放入精盐、胡椒粉、味精调味即成。佐餐食用。

【功效主治】补劳损，健脾胃，滋肝肾，清虚热。适用于原发性肝癌等。

芦笋玉米须粥

【组成】芦笋 50g，玉米须 200g，薏苡仁 50g，大米 50g。

【制法用法】将鲜芦笋拣杂，洗净，切碎后，盛入碗中，备用。再将玉米须洗净，切成碎小段，放入双层纱布袋中，扎紧袋口，与洗干净的薏苡仁、大米同放入砂锅，加水适量，大火煮沸后，改用小火煮 30 分钟，取出玉米须纱袋，滤尽药汁，调入切碎的芦笋，继续用小火煮至薏苡仁熟烂如酥，粥黏稠即成。早晚 2 次分服。

【功效主治】清热利湿，抗癌退黄。适用于肝癌伴发黄疸者。

归芍枸杞粥

【组成】当归、白芍、枸杞子各 20g，大米 100g，冰糖 30g。

【制法用法】将当归、白芍分别拣杂，洗净，放入砂锅，加水适量，浓煎 30 分钟，过滤，取汁备用。再将枸杞子、大米淘洗干净，放入砂锅，加水适量，大火煮沸后，改用小火煨煮 30 分钟，煨煮至粥将成时，加入当归、白芍浓煎汁及冰糖，待冰糖完全溶化，拌匀即成。早晚 2 次分服。

【功效主治】补肝养血，养阴柔肝。适用于原发性肝癌化疗者。

黄芪阿胶糯米粥

【组成】黄芪 30g，阿胶 30g，糯米 100g，红糖 20g。

【制法用法】将阿胶块捣碎，放入铁锅中，炒至黄色，再研为细末，备用。将黄芪拣杂，洗净，晒干或烘干，切成饮片，与淘洗干净的糯米同放入砂锅，加水适量，大火煮沸，改用小火煨煮30分钟，调入阿胶粉及红糖，继续用小火煨煮成黏稠粥。早晚2次温服。

【功效主治】补气养血。适用于肝癌化疗者。

三七黑芝麻粥

【组成】三七末3g，黑芝麻50g，糙米50g，红糖10g。

【制法用法】将糙米淘洗干净入锅，加水适量，大火煮沸，改小火煎煮，粥将成时，调入研成粉状的黑芝麻、三七粉、红糖，再煮沸即成。早晚餐食用。

【功效主治】理气消瘀，扶正抗癌。适用于肝癌疼痛、肿块不消、出血者。

山慈菇粥

【组成】山慈菇4g，糯米100g。

【制法用法】将山慈菇拣杂，洗净，加清水浸泡30分钟，移入小碗中，加少量冷开水磨汁或压碎榨汁，备用。将糯米淘净后，放入砂锅，加水适量，大火煮沸后，改用小火熬煮成黏稠粥，粥将成时，倒入山慈菇汁，搅拌均匀，再煮至沸即成。早晚2次分服。

【功效主治】补中益气，消肿抗癌。适用于原发性肝癌等。

绿豆蔗汁粥

【组成】绿豆50g，鲜甘蔗汁150g，大枣30g，大米100g。

【制法用法】将绿豆、大米分别淘洗干净，与大枣同放入锅中，加清水适量煮成粥后，加入甘蔗汁煮沸即可。经常食用。

【功效主治】清热解毒，和胃降逆。适用于原发性肝癌化疗者。

二、汤类偏方

枸杞山药蛇肉汤

【组成】枸杞子 10g，党参 10g，山药 15g，蛇肉 300g，佐料各适量。

【制法用法】将枸杞子、党参洗净；山药洗净，削皮，切片；蛇肉切成小块。将枸杞子、党参、山药、蛇肉放入锅中，加清水适量，用小火煮沸后，加入葱白、生姜片、精盐，煮至肉烂熟，再加麻油、胡椒、米酒调味即可。每日 1 剂，1 次食完，连食 5~7 日。

【功效主治】益气养血健脾，防癌抗癌。适用于晚期肝癌体质虚弱者。

鲫鱼冬瓜灵芝汤

【组成】鲫鱼 1 条，冬瓜 250g，灵芝 10g，冬菜、佐料各适量。

【制法用法】将灵芝放入锅中，加清水适量煎 40 分钟，取药汁 1500ml。将鲫鱼去鳞、鳃及内脏，洗净，用精盐擦两面，稍腌。烧红锅，下植物油煎鱼，至两面呈微黄色，加入白酒、灵芝汤煮沸，加入冬瓜、冬菜，至汤水呈乳白色，再加精盐、胡椒粉调味即可。每日 1 剂，1 次食完，连食 5~7 日。

【功效主治】健脾利水，解毒抗癌。适用于原发性肝癌等。

香菇山药蛇肉汤

【组成】香菇 20g，山药 20g，蛇肉 300g，佐料各适量。

【制法用法】将香菇洗净；山药洗净，削皮，切片；蛇肉切成小块。将香菇、山药、蛇肉放入锅中，加清水适量，用小火煮沸后，加葱白、生姜片、米酒、精盐煮至肉烂熟，再加入麻油调味即可。经常食用。

【功效主治】健脾益气，扶正抗癌。适用于晚期肝癌体质虚弱者。

清热茯苓汤

【组成】茯苓 10g，冬瓜子 10g。

【制法用法】茯苓、冬瓜子分别洗净，置砂锅中，加清水 500ml，急火煮开 5 分钟，改文火煮 30 分钟，去渣取汁即可。分次服用。

【功效主治】清热利湿、健脾益胃。适用于肝癌患者。

鸡血三香汤

【组成】小茴香 10g，豆蔻 10g，木香 10g，鸡血块 250g，盐、猪油、葱、姜各适量。

【制法用法】将小茴香、木香、豆蔻置锅中，加清水 500ml，煮开 30 分钟，去渣取汁；再将鸡血块划成小块放入，加猪油、盐、葱、姜少许，煮熟即可食用。经常食用。

【功效主治】活血通络、散结破瘀。适用于肝癌患者。

花生赤豆大枣汤

【组成】花生仁 50g，赤小豆 50g，大枣 10 枚。

【制法用法】以上三味加水适量煎汤。每日 1 剂，分早、晚 2 次温服。

【功效主治】健脾利水、补血止血。适用于肝癌腹水者。

冬瓜玉米须汤

【组成】冬瓜皮、冬瓜子、玉米须各 30g。

【制法用法】水煎。每日 1 剂，早、晚 2 次温服。

【功效主治】利水消肿。适用于肝癌腹水、小便不利者。

翠衣番茄豆腐汤

【组成】西瓜翠衣 30g，番茄 50g，豆腐 150g。

【制法用法】将西瓜翠衣、番茄和豆腐全部切成细丝做汤。经常食用。

【功效主治】清热解毒、利尿、利湿。适用于肝癌患者。

三、茶类偏方

三子茶

【组成】苏子 15g，莱菔子 20g，牵牛子 10g。

【制法用法】将苏子、莱菔子、牵牛子分别拣杂，洗净，晒干或烘干，同放入有盖杯中，用沸水冲泡，加盖闷 15 分钟即成。当茶，频频饮用，一般可冲泡 3~5 次。

【功效主治】行气消积，润肠通便。适用于原发性肝癌伴大便秘结、腹胀患者。

薏仁豆豉饮

【组成】薏苡仁 10g，淡豆豉 10g。

【制法用法】淡豆豉、薏苡仁分别洗净，共置锅中，文火煮

30 分钟，去渣取汁。每日 1 剂，分次食用。

【功效主治】清热利湿。适用于肝癌患者。

枸杞子青果饮

【组成】枸杞子 20g，青果 10g。

【制法用法】枸杞子、青果分别洗净，置锅中，加清水 1000ml，急火煮开 3 分钟，改文火煮 20 分钟，滤渣取汁。每日 1 剂，分次服用。

【功效主治】滋阴养肝、散瘀清热。适用于肝癌患者。

百合茶

【组成】鲜百合 30g。

【制法用法】鲜百合洗净，置锅中，加清水 500ml，急火煮开 3 分钟，改文火煮 30 分钟即可。每日 1 剂，分次服用。

【功效主治】滋阴清热。适用于肝癌患者。

青果陈皮饮

【组成】陈皮 20g，青果 20g。

【制法用法】陈皮、青果洗净，同置锅中，加清水 500ml，急火煮开 5 分钟，改文火煮 30 分钟，去渣取汁即可，每日 1 剂，分次饮用。

【功效主治】疏肝解郁、理气止痛。适用于肝癌患者。

丝瓜金花饮

【组成】金银花 10g，老丝瓜 20g。

【制法用法】金银花、丝瓜分别洗净，置锅中，加清水 1000ml，急火煮开 3 分钟，改文火煮 20 分钟，滤渣取汁即可。每日 1 剂，分次服之。

【功效主治】清热解毒、通经止痛。适用于肝癌患者。

皂角刺二皮饮

【组成】皂角刺 30g，青皮 20g，陈皮 20g，王不留行 20g，郁金 15g，蜂蜜 30g。

【制法用法】将皂角刺、青皮、陈皮、郁金分别洗净，晒干或烘干，切碎备用。将王不留行洗净，晾干后敲碎或研碎，与切碎的皂角刺、青皮、陈皮、郁金一同放入砂锅，加水浸泡片刻，煎煮 30 分钟，用洁净纱布过滤，去渣，取滤汁放入容器，待其温热时兑入蜂蜜，拌和均匀即成。上下午分服。

【功效主治】疏肝解郁，行气活血。适用于原发性肝癌。

佛手青皮饮

【组成】佛手 20g，青皮 15g，郁金 10g，蜂蜜适量。

【制法用法】将佛手、青皮、郁金入锅，加水适量，煎煮 2 次，每次 20 分钟，合并滤汁，待药汁转温后调入蜂蜜即成。上下午分服。

【功效主治】疏肝行气，活血止痛。适用于肝气郁结型肝癌。

白芍元胡甘草饮

【组成】炒白芍 30g，元胡 20g，炙甘草 5g，蜂蜜 30g。

【制法用法】将炒白芍、炙甘草分别拣杂，洗净，晒干后切成片，同放入砂锅，加水浸泡片刻，煎煮 30 分钟，用洁净纱布过滤，去渣，收取滤汁放入容器，兑入蜂蜜，拌匀即成。早晚 2

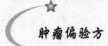

次分服。

【功效主治】养血护肝，解毒止痛。适用于原发性肝癌化疗后出现肝损害者。

党参大枣饮

【组成】党参 15g，大枣 10 枚。

【制法用法】上药加开水适量泡发后，用小火煎煮半小时为 1 煎，共煎 2 次，合并煎液。分 2 次食枣喝汤。

【功效主治】益气健脾。适用于原发性肝癌。

山楂番茄饮

【组成】鲜山楂 100g，番茄 80g，苹果 80g，芹菜 60g，香菜 25g，柠檬汁 15g，蜂蜜 10g。

【制法用法】将鲜山楂拣杂，洗净，晾干后切碎，除去山楂核，放入碗中，加少许温开水浸泡，备用；将番茄用开水浸泡后，去外皮及蒂；苹果去皮、芯后，切成小方丁或切碎；将芹菜、香菜分别拣杂，洗净，放入温开水中浸泡片刻，捞出，切碎，与上述共五味果料蔬菜同放入捣搅机中，搅打成浆汁，用洁净纱布过滤，去渣，取滤汁放入容器，加入柠檬汁及蜂蜜，搅拌均匀即成。当饮料服用。

【功效主治】护肝开胃。适用于原发性肝癌术后食欲不振、体质虚弱者。

苹果山楂蔬菜汁

【组成】鲜山楂 100g，番茄 80g，苹果 80g，芹菜 60g，香菜 25g，柠檬汁 15g，蜂蜜 10g。

【制法用法】将鲜山楂拣杂，洗净，晾干后切碎，除去山楂核，放入碗中，加少许温开水浸泡，备用；将番茄用开水浸泡后，去外皮及蒂；苹果去皮、芯后，切成小方块或切碎；将芹菜、香菜分别拣杂，洗净，放入温开水中浸泡片刻，捞出，切碎。与上述共五味果料蔬菜同放入捣汁机中，搅打成浆汁，用洁净纱布过滤，去渣，取滤汁放入容器，加入柠檬汁及蜂蜜，搅拌均匀即成。分多次饮用。

【功效主治】护肝开胃，补充维生素。适用于原发性肝癌术后食欲不振、体质虚弱者。

四、菜肴类偏方

香菇竹笋炒杞叶

【组成】鲜枸杞叶 250g，竹笋 50g，香菇 50g，白糖、食盐、菜油、味精各适量。

【制法用法】枸杞叶去硬梗，洗净。竹笋、香菇热水泡发，洗净切丝。炒锅内放菜油烧热，下笋、菇丝略炒，加入枸杞叶，翻炒片刻，加食盐、白糖、味精拌匀，起锅上盘。佐餐食用。

【功效主治】益气力，止消渴，抗肿瘤。适用于原发性肝癌等。

蘑菇焖豆腐

【组成】鲜蘑菇 100g，鲜豆腐 250g，枸杞子 20g，生姜丝、葱白、蒜蓉各 5g，植物油、精盐、白糖、酱油各适量。

【制法用法】将油锅烧热，放姜丝、葱白、蒜蓉炒香，加入蘑菇煸炒片刻，再加入枸杞子、酱油、精盐及清水少许，焖片刻，加白糖、豆腐，焖3分钟即可。每日1剂，1次食完，连食3~5日。

【功效主治】补益肝肾，滋阴清热。适用于早期原发性肝癌。

鲤鱼煮冬瓜赤豆

【组成】鲤鱼500g，赤小豆50g，冬瓜皮50g。

【制法用法】将鲤鱼剖腹洗净，同赤小豆、冬瓜皮共同煮汤，不加盐，只饮鱼汤。每日2次温服。

【功效主治】健脾利水、消肿解毒。适用于肝癌腹水、小便不利者。

陈皮口蘑鸡

【组成】口蘑30g，陈皮6g，木香6g，鸡肉100g，姜片、葱段、盐、植物油各适量。

【制法用法】木香、陈皮烘干，研成细粉；鸡肉洗净，切块；口蘑洗净，去蒂、根，切半。炒锅放植物油烧至六成热，放入姜片、葱段爆香，放入鸡肉、口蘑、盐、药材翻炒，加50ml清水，大火烧沸，改用小火煲15分钟即成。佐餐食用。

【功效主治】开胃健脾、补益气血。适用于肝癌、慢性肝炎者。

泥鳅黑豆猪瘦肉

【组成】泥鳅250g，黑豆60g，猪瘦肉100g。

【制法用法】加调料做菜。佐餐食用。

【功效主治】健脾化湿、滋养肝肾。适用于肝癌见黄疸及腹水者。

薏仁炖鸭

【组成】嫩鸭一只，薏苡仁 250g，胡椒粉 3g，食盐 5g，味精适量。

【制法用法】炖至鸭肉熟。佐餐食用。

【功效主治】利水祛湿，健胃滋补。适用于肝癌体质虚弱者。

第四节　中药外用偏验方

香松散

【组成】蜈蚣 5 条，紫花地丁、蚤休各 15g，硼砂、全蝎、乳香、没药各 10g，麝香 5g。

【制法用法】上药各研为细粉，合在一起，研匀。每次用荞麦面粉打成稀糊，调药粉，按疼痛部位大小，外敷于对侧（肝疼部位对侧）皮肤上。2 日换药一次。

【功效主治】止疼活血，软坚消肿。主治肝癌晚期疼痛剧烈时。

肝外一号

【组成】雄黄、明矾、青黛、皮硝、乳香、没药各 60g，血竭 30g，冰片 10g。

【制法用法】以上诸药研成细末，和匀，分成 60g 或 30g 1 包。用米醋和猪胆汁各半将 1 包药调成糊状，外敷患处，药干后再蘸以醋和猪胆汁，使药面保持湿润。每日 1 次，每次敷 8 小时左右。夜间敷用，部分病人止痛效果优于白天敷用。

【功效主治】解毒，开窍，活血行气。主治肝癌晚期。

蛤蟆雄黄醋膏

【组成】活癞蛤蟆 1 只，雄黄 30g，醋适量。

【制法用法】蛤蟆去内脏，将雄黄放入其腹中，加醋调成糊状，敷在肝区疼痛最明显处（蛤蟆腹部贴至痛处），然后固定。一般敷 15~20 分钟后即可产生镇痛作用，并持续 12~24 小时。夏天敷 6~8 小时换 1 次，冬天可 24 小时换 1 次。

【功效主治】解毒，消肿，止痛。主治肝癌。

冰片酒

【组成】冰片 15g，白酒适量。

【制法用法】装瓶浸泡备用，需要时用棉棒蘸此药酒擦涂疼痛部位，约 10~15 分钟见效。每日数次。

【功效主治】止痛。主治肝癌后期疼痛者。

鲜葱白方

【组成】鲜葱白 10 根，芒硝 10g。

【制法用法】上药共捣成泥，敷于患者腹部神阙穴（肚脐）。每日 1 次。

【功效主治】通瘀，止痛。主治肝癌。

田螺肉方

【组成】田螺肉 10 枚，鲜重楼（七叶一枝花）30g，冰片 1g。

【制法用法】上物同捣如泥，敷贴脐部。每日1次，连用3天。

【功效主治】理气，止痛。主治肝癌晚期疼痛。

三棱莪术方

【组成】三棱6g，莪术6g，川芎6g，赤芍6g，当归6g，米醋适量。

【制法用法】上药共研为细末，以醋调稠糊，敷肿块处，外盖以玻璃纸，包扎固定之。每口2~3次。

【功效主治】解毒，活血。主治肝癌晚期。

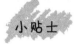
小贴士

肝癌患者饮食宜忌

1. 宜食品种

（1）给予富含蛋白质并容易消化的食物，可以喝富含维生素的鲜果汁或鲜菜汁。

（2）要少食多餐，以减少胃肠道的负担。

（3）多食牛奶、鸡蛋、豆浆、藕粉、果汁、菜汁、瘦肉泥、肝泥等，可以适当给予维生素C和口服铁剂，使失血及时得以恢复。

（4）可以尽量增加患者的进食量和进食次数。

（5）肝癌患者因肝脏解毒功能下降，宜多食用保肝食物，如甲鱼、香菇、刀豆等。

（6）如果出现腹水，应限制盐摄入量；出现黄疸，宜食用鲤鱼、泥鳅、甘薯、茭白、荸荠、金橘等。

（7）肝癌患者凝血功能较差，应多食用有补血、止血作用的食物，或适当增加含维生素 K 和维生素 C 的食物，如乌梅、沙棘等。

（8）搞好饮食、饮水卫生，提倡分食制，改变共食制；提倡饮用流动水、洁水，不喝生水。

2. 饮食禁忌

（1）食物中少粗纤维或无粗纤维，避免机械刺激出血的伤口。

（2）忌味重、过酸、过甜、过咸、过冷、过热及含气过多食物，避免刺激胃黏膜血管发生出血。

（3）忌腥油腻、油炸食物，禁忌辛辣和烟、酒等刺激性食物。

（4）少食或不食葱、韭菜、花椒、辣椒、桂皮、大蒜。

（5）有腹水时，应进无盐或低盐饮食，并适当控制入水量。

（6）忌暴饮暴食、忌盐腌、烟熏、火烤和油炸的食物，特别是烤糊焦化的食物。

（7）忌霉变、腌醋食物，如霉花生、玉米、霉黄豆、咸鱼、酸馊、腌菜等。

（8）忌多骨刺、粗糙坚硬、黏滞不易消化及含粗纤维食物。

（9）凝血功能低下，特别是有出血倾向者，忌蝎子、蜈蚣及具有活血化瘀作用的食物和中药。

第五章 食道癌

食道癌（或称食管癌）是指发生于食道黏膜的恶性肿瘤，为消化道的常见恶性肿瘤之一。食道癌在食管上、中、下三段的分布，以中段最多见，下段次之，上段最少。本病最常见的症状为吞咽困难，早期症状多不明显，有时仅感吞咽食物时不适，食物停滞或噎塞感。病情进展到一定阶段，常吐沫状黏液，且量多，梗阻明显加重，前胸、后背持续性隐痛，胸骨后有烧灼感。晚期癌肿溃烂可引起出血，侵犯喉神经可致声音嘶哑；出现明显恶病质，消瘦明显，体重下降。如有肝、肺等处转移，可出现相应症状。

食道癌属于中医学"噎膈"范畴。本病的发生常由七情郁结，饮食不洁，脾胃受损，日久气滞血瘀，痰湿凝结所致；与年高肾衰，先天禀赋不足，气血亏损等也有很大关系。临床上常分为肝郁气滞，气痰互阻，脾虚痰湿，血瘀痰凝，热毒伤阴，气虚阳微等型辨证论治。

食管癌的辨证分型

1.血瘀型

症状除吞咽不利外，以胸痛为主，且痛有定处，或伴口臭等。X线检查多为中、晚期髓质型、溃疡型食管癌。舌质紫黯，舌面有瘀点或瘀斑，舌下静脉怒张，舌苔黄腻，脉沉涩而紧。

2. 梗噎型

症状单纯，轻度梗噎或吞咽不利。X线检查多属早、中期髓质型、蕈伞型食管癌。舌质黯青，苔黄白，脉弦细。

3. 阴枯阳衰

病期已晚，咽下困难，近于梗阻，呕恶气逆，形体消瘦，气短乏力，烦热唇燥，大便干如粪，舌质黯绛，瘦小，少苔乏津或无苔，也有苔黄黑干而裂者，脉细数或沉细无力。

4. 壅阻型

咽下完全梗阻或近于全梗阻，干呕或伴口吐黏液，舌绛干裂或黯淡胖大多津，苔黄而厚腻或少苔，脉沉细。

5. 气滞型

早期食管癌的表现，无明显吞咽困难，只是吞咽时感食管内挡噎、异物感或灼痛，胸郁闷不适及背部沉紧感，时隐时沉的吞咽不利感。X线检查主要为早期食管癌的病变。舌质淡黯，舌苔薄白，脉弦细。

6. 痰湿型

吞咽困难，痰涎壅盛，胸咽噎塞，胁肋胀满，浊气上逆，舌质黯青，舌体肥大，周有齿印，苔白厚腻多津，脉象滑细。X线检查多为晚期髓质型、缩窄型食管癌。

第一节　中药内服偏验方

生南星方

【组成】生南星、急性子、郁金、枳实、路路通各 12g，黄药子、旋覆花、降香各 9g，威灵仙 5g，天龙 3g。

【制法用法】水煎服。每日 1 剂，分 2 次服下，15 日为 1 个疗程。

【功效主治】调气降逆，解毒散结，通关开道。主治食道癌吞咽梗阻。

代赭石生黄芪方

【组成】代赭石、生黄芪各 15g，太子参、枸杞、猪苓、茯苓各 7.5g，法半夏、枳实、威灵仙、蓬莪术各 5g，生甘草 3g。

【制法用法】水煎服。每日 1 剂，分 2 次服下。

【功效主治】益气健脾，祛邪导滞。主治食道癌。

生南星金银花方

【组成】生南星、金银花各 15g，党参、石斛、枇杷叶、生麦芽、枳实各 5g，青黛、生甘草各 2g。

【制法用法】水煎服。每日 1 剂，分 3~4 次服，15 天 1 个疗程。初治时可缓慢呷饮。

【功效主治】解毒化痰散结，益气养阴。主治食道癌。

丁香透膈汤

【组成】威灵仙、石打穿、生黄芪、夏枯草各 20g，制半夏、制南星、蜣螂、制守宫、露蜂房各 10g，丁香 5g，砂仁 3g，蜈蚣 2 条。

【制法用法】水煎服，日 1 剂。

【功效主治】理气化痰，活血解毒。治疗食道癌。

健脾散结汤

【组成】半夏、冬凌草、茯苓、鸡内金各 7.5g，郁金、莪术、生黄芪、半枝莲各 15g。

【制法用法】水煎服，每日 1 剂，煎 2 次，取汁 300ml，日 3 次，温服。

【功效主治】健脾化痰，散结解毒。治疗食道癌。

开噎启膈汤

【组成】炒栀子、干姜、莪术、水蛭、苏半夏各 10g，白芍 20g，大枣 3 枚，生姜 5 片，炙甘草 6g。

【制法用法】水煎服，每日 1 剂，煎煮 2 次，取汁约 300ml，早晚分服或根据病情而定。15 天为 1 个疗程。

【功效主治】滋阴润燥，行气化痰。治疗食道癌。

噎膈方

【组成】石见穿 15g，急性子、莪术各 10g，生半夏、礞石各 5g。

【制法用法】加水 500ml，分煎 2 次后混匀。日 3 次分服，吞咽困难明显者则宜少量频服，或用药液 500ml 灌肠，每日 1 次。

【功效主治】涤痰化瘀。治疗食道癌。

益气降逆消瘤汤

【组成】黄芪、茯苓各 25g，清半夏 7.5g，水蜈蚣 12g。

【制法用法】1 剂加水 500ml，分煎 2 次后混匀。1 天 1 剂，分 3 次服。

【功效主治】益气化痰，降逆消瘤。治疗食道癌。

扶正消癌汤

【组成】党参、生地黄、石斛、天花粉、威灵仙、僵蚕各 15g，当归、半夏、柴胡、三七、白术、甘草各 10g。

【制法用法】水煎服，每日 1 剂，分早中晚 3 次温服，3 个月为 1 个疗程。

【功效主治】扶正抗癌。治疗食道癌。

旋覆汤

【组成】急性子、陈皮、黄药子各 12g，旋覆花、柴胡各 10g，白蔻仁、制半夏、半枝莲各 6g，甘草 3g。

【制法用法】水煎服，两日 1 剂。

【功效主治】活血降气。主治食道癌。

威灵仙方

【组成】威灵仙 30g，急性子、木鳖子、半夏、郁金、老刀豆、山豆根各 10g。

【制法用法】水煎服，每日 1 剂。

【功效主治】化痰祛瘀。主治食道癌。

消癌 8 号

【组成】板蓝根、猫眼草各 30g, 人工牛黄 6g, 硇砂 3g, 制南星 9g。

【制法用法】制成浸膏粉。每次 1.5g, 日服 4 次。

【功效主治】活血利湿, 清热解毒。主治食道癌。

参归汤

【组成】党参、天冬各 15g, 当归、清半夏、生白芍各 12g, 肉苁蓉 9g, 炒紫苏子 7.5g, 竹茹 6g。

【制法用法】水煎 200ml。每服 100ml, 每日 2 次。

【功效主治】益气补血, 化痰散结。主治食道癌。

龙虎白蛇汤

【组成】龙葵、万毒虎、白英、白花蛇舌草 150g, 半枝莲、黄药子、无根藤各 15g, 乌梅、乌药各 9g, 田三七 3g。

【制法用法】加水煎煮, 制成煎剂。口服, 每日 1 剂。

【功效主治】清热解毒。主治食道癌。

双仁散

【组成】鸦胆子仁、水蛭各 30g, 桃仁 60g, 生赭石 120g。

【制法用法】取水蛭（干）、桃仁、生赭石共研细末, 再加鸦胆子仁捣烂, 混合。口服, 每次 10~12g, 每日 3~4 次, 掺入藕粉内冲服。

【功效主治】活血降气解毒。主治食道癌。

龙虎三胆散

【组成】地龙 5 条，壁虎 2 个，猪胆、羊胆、狗胆各 1 个。

【制法用法】先将上药剪碎焙干，研成细末，量约 10g，分为 2 包。第一天早晨空腹服大黄 10g，白开水送下。第二天早晨空腹服龙虎三胆散 1 包，黄酒 100ml 为引。第三天早晨空腹如前再服 1 包。以上为 1 个疗程，休息 3 天再服。

【功效主治】清热活血。主治食道癌。

八角金盘汤

【组成】八月札 15g，石见穿、急性子、半枝莲各 7.5g，丹参、八角金盘、土木香各 5g。

【制法用法】水煎服，每日 1 剂。

【功效主治】行气活血。主治食管贲门癌。

治膈散

【组成】山慈菇 200g，沉香 50g、硇砂、三七各 20g，冰片 3g。

【制法用法】诸药共研极细末。每日 4 次，每次 10g，10 天为 1 个疗程。服完 1 个疗程后改每日 2 次，每次 10g，以巩固疗效。

【功效主治】清热解毒。主治食管贲门癌。

降香通膈汤

【组成】降香 24g，佩兰、防己、半夏各 12g，陈皮 10g，炮穿山甲 4.5g。

【制法用法】水煎服，每日 1 剂。

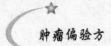

【功效主治】降气化痰。主治食道癌等。

抗癌乙丸

【组成】山豆根、败酱草、白鲜皮、夏枯草各60g，黄药子、草河车各30g。

【制法用法】以上各药共研细末，炼蜜为丸，每丸重约6g。口服，每次1~2丸，每日2~3次，温开水送下。

【功效主治】清热化痰。主治食道癌。

逍遥散

【组成】瓜蒌20g，急性子、清半夏、郁金各10g，白术、茯苓各9g，醋炒柴胡6g。

【制法用法】水煎服，每日1剂。

【功效主治】疏肝理气，健脾化痰。主治食道癌。

枳朴六君子汤

【组成】枳实、厚朴、白术、乌梢蛇、半夏各12g，陈皮、茯苓、全蝎各9g，甘草3g。

【制法用法】水煎服，每日1剂。

【功效主治】行气活血，健脾化痰。主治食道癌。

抗癌汤

【组成】藤梨根、野葡萄根、半枝莲各30g，紫草、丹参、白花蛇舌草各15g，干蟾皮、急性子各6g，天龙、姜半夏、甘草各3g。

【制法用法】水煎服，每日1剂。

【功效主治】益气活血。主治食道癌。

南星参斛汤

【组成】生南星、金银花各15g，党参、石斛、枇杷叶、生麦芽、枳实各5g，青黛、生甘草各1.5g。

【制法用法】水煎服，每日1剂。15剂为1个疗程，初治时可慢慢呷饮，如有呕吐，吐后再喝。

【功效主治】化痰清热行气。用于晚期食道癌。

加味开噎散

【组成】朱砂6g，山豆根12g，五灵脂12g，硼砂6g，射干12g，青黛9g，鲜狗胆1个。

【制法用法】诸药共研为末，以鲜狗胆汁调水。每日分3次送服。

【功效主治】软坚开膈。用于食道癌。

开管散

【组成】全蝎、乌梅、蜈蚣各30g，麝香0.6g，冰片3g。

【制法用法】共为细末。每次3g含化。

【功效主治】行气活血。用于食道癌。

加味小金丹

【组成】白胶香、草乌、五灵脂、地龙（血压低可减少）、制乳香、制没药、当归、白术、陈皮、制土鳖虫各9g，儿茶6g，麝香0.03g。

【制法用法】共为细末，最后加入麝香、炼蜜丸（3g重）。每

次 1 丸，每日 2 次。

【功效主治】活血止痛。用于食道癌。

蜒蚰方

【组成】蜒蚰 20 条，精猪肉数片。

【制法用法】将蜒蚰、精猪肉置锅中加适量水，盐少许，煮汤，调以味精，饮之。每日 1 次。

【功效主治】益气化痰。主治食道癌。

菝葜根方

【组成】菝葜根（鲜）500g（干品 250g）。

【制法用法】洗净，加水 2 碗，煎 3~4 小时，倒出药液，加肥猪肉 100g，炖至三分之一即可。一天内分服（早上不要服用）。

【功效主治】养阴解毒。主治食道癌。

【备注】不要用铁锅，并忌食刺激性食物。

硇砂方

【组成】硇砂 6g，黄芪 15g，甘草 5g。

【制法用法】将硇砂捣碎加水，用武火煮沸 30 分钟，尔后加黄芪、甘草，用文火煎煮 30 分钟，沉淀滤取汁。水煎服，每日 1 剂。

【功效主治】补气活血。用于食道癌。

党参制南星汤

【组成】党参、制南星、急性子、威灵仙、白术各 10g，茯苓 15g。

【制法用法】水煎服，每日 1 剂。

【功效主治】益气化痰。主治食道癌。

半枝莲方

【组成】半枝莲、丹参各 15g，麦芽、谷芽各 12g，北沙参、急性子、天南星、白毛藤、浙贝母各 10g。

【制法用法】水煎服，每日 1 剂。

【功效主治】化痰解毒，滋阴活血。主治食管中段癌。

石竹方

【组成】石竹根 30g，党参、茯苓、白术、甘草各 9g。

【制法用法】2 次煎服。每日 1 剂。

【功效主治】益气养阴。用于气阴两虚型食道癌。

【备注】上方亦可单用石竹根加少许红糖。

姜半夏方

【组成】姜半夏 12g，茯苓 9g，山豆根 9g，广陈皮 6g，射干 6g，乌梅 3 个，生甘草 4.5g，沉香 1g，硼砂 1g。

【制法用法】2 次煎服。每日 1 剂。

【功效主治】理气化痰。主治食道癌。

黄药子方

【组成】山豆根、黄药子各 25g，川贝母、五灵脂各 15g，硼砂 5g，守宫 3 条，两头尖、旋覆花各 10g，硇砂 5g。

【制法用法】水煎服，每日 1 剂。

【功效主治】活血解毒。主治食道癌。

乌梢蛇方

【组成】乌梢蛇、瓜蒌 250g，皂角刺 120g，蜈蚣、全蝎各 60g，硇砂 7.5g。

【制法用法】研成细面，压成 0.5g 片。1 日 3 次，1 次 10 片。

【功效主治】活血通络。主治食道癌。

消噎散

【组成】山慈菇 60g，柿蒂霜、浙贝母各 30g，制半夏、红花各 15g，三七 9g，制乳香、制没药各 7.5g。

【制法用法】共研极细末。日服 3 次，每次 6g，加蜂蜜适量用温开水冲服。

【功效主治】软坚解毒。主治食道癌。

紫草方

【组成】紫草、生黄芪、金银花、山豆根、白花蛇舌草、紫参、薏苡仁、黄柏各 15g，香橼 7.5g。

【制法用法】共研末，炼蜜为丸，每丸重 9g，药蜜各半。每日服 3 次，每次服 2 丸。

【功效主治】凉血活血，益气利湿。主治食道癌。

【备注】部分病人服用后有恶心，食欲不振，以体弱者明显。

赭石方

【组成】赭石 24g，紫苏梗、旋覆花、竹茹各 15g，半夏、党参各 12g，丁香 3g。

【制法用法】水煎服，每日 1 剂。

【功效主治】化痰行气。主治食道癌。

龙葵汤

【组成】龙葵 30g，白英 15g，蛇莓 15g，半枝莲 15g，金刚刺 15g。

【制法用法】水煎服，每日 1 剂。

【功效主治】化痰行气。主治食道癌。

当归生牡蛎方

【组成】当归、生牡蛎各 15g，炒紫苏子、焦槟榔、青皮、三棱、莪术、法半夏各 9g，吴茱萸 4.5g，甘草 4.5g。

【制法用法】水煎服，每日 1 剂，分 2 次服。

【功效主治】行气降气。主治食道癌。

蜀羊泉方

【组成】蜀羊泉、白花蛇舌草、威灵仙、白茅根各 20g。

【制法用法】水煎服，每日 1 剂，分 3 次服。

【功效主治】清利湿热。主治食道癌。

黄毛耳草方

【组成】黄毛耳草、石见穿、半枝莲、威灵仙、鬼针草、枸橘叶各 15g。

【制法用法】水煎服，每日 1 剂，日服 3 次。

【功效主治】清热解毒。主治食道癌。

青龙衣方

【组成】青龙衣。

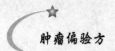
【制法用法】水煎服，每日 3 次，每次 10~20ml，连服 1 年。

【功效主治】解毒。主治食管贲门癌。

露蜂房方

【组成】露蜂房 20g，全蝎 20g，山慈菇 25g，僵蚕 25g，蟾皮 15g。

【制法用法】上 5 味，捣碎，置净器中，用酒 450ml 浸之，经 7 日后开取。每日 3 次，每次服 10~15ml。

【功效主治】清热解毒活血。主治食道癌、胃癌。

鲜芦根方

【组成】鲜芦根（去节）120g，忍冬藤、蒲公英、紫花地丁各 15g，金银花、连翘、甘草各 7.5g。

【制法用法】水煎服，每日 1 剂。

【功效主治】清热解毒。用于食道癌。

二焦方

【组成】焦枣仁、焦麦芽各 15g，远志、党参、当归、稻芽、焦山楂、清半夏各 7.5g。

【制法用法】水煎服，每日 1 剂。

【功效主治】健脾消食，用于食道癌。

白芍丹参方

【组成】白芍、丹参、核桃树枝、瓜蒌各 15g，香附、旋覆花、柴胡各 12g。

【制法用法】水煎服，每日 1 剂。

【功效主治】疏肝理气，活血化痰。用于食道癌。

忍冬藤方

【组成】败酱草、忍冬藤、瓜蒌各 15g，山豆根、白术各 6g，青黛、硼砂 9g。

【制法用法】水煎服，每日 1 剂。

【功效主治】化湿清热。用于食道癌。

二参方

【组成】南沙参 9g，丹参、茯苓各 7.5g，浙贝母、郁金、法半夏各 6g，瓜蒌、黄药子各 15g。

【制法用法】水煎服，每日 1 剂。

【功效主治】化痰行气。用于食道癌。

赭石方

【组成】党参、黄芪、赭石各 15g，白术、茯苓、旋覆花、附片（先煎）各 6g。

【制法用法】水煎服，每日 1 剂。

【功效主治】益气温阳。用于食道癌。

昆布海藻方

【组成】昆布、海藻、生地黄、瓜蒌各 15g，当归、女贞子、麦冬各 8g，蛴螂、土鳖虫各 5g。

【制法用法】水煎服，每日 1 剂。

【功效主治】活血化瘀，祛痰散结。用于食道癌。

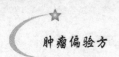

二黄方

【组成】黄芪、黄精各 15g，天花粉 8g，鸡内金 5g，陈皮、炙甘草各 3g。

【制法用法】水煎服，每日 1 剂。

【功效主治】健脾利湿，补肾益气。用于晚期食道癌、贲门癌。

耳草灵穿汤

【组成】黄毛耳草、石见穿、半枝莲、威灵仙、鬼针草、枸橘叶各 15g。

【制法用法】水煎服，每日 1 剂，日服 3 次。

【功效主治】清热解毒，软坚散结。适应于食道癌。

瓜蒌白芍汤

【组成】丹参、瓜蒌、核桃树枝各 30g（核桃树枝先煎 2 小时），柴胡 15g，香附、旋覆花各 12g。

【制法用法】水煎服，日 1 剂。

【功效主治】疏肝解郁，理气化痰。适应于食道癌（肝郁气滞型）。

噎食方

【组成】绿茶 10g，皮硝 6g，孩儿茶 3g，麝香 0.05g。

【制法用法】上药共研细末。每日 3 次服，黄酒送下。

【功效主治】清热解毒散瘀。适应于食道癌噎食不下。

虎七散

【组成】壁虎（烘干研面）70 条，三七粉 50g。

【制法用法】拌匀。每日早晚空腹各服 3~4g，用黄酒或开水
送服。

【功效主治】活血化瘀，祛痰软坚。适应于食道癌。

南星丹参汤

【组成】北沙参、急性子、天南星、白毛藤、浙半枝莲、丹
参、贝母各 15g，麦芽、谷芽各 12g。

【制法用法】水煎服，日 1 剂。

【功效主治】化痰解毒，活血散结，消食。适应于中段食道癌。

竹根四君子汤

【组成】石竹根 30g，党参、茯苓、白术、甘草各 9g。

【制法用法】水煎服，每日 1 剂。

【功效主治】益气健脾，解毒抗癌。适应于食道癌。

龙葵二白汤

【组成】龙葵、白英各 30g，白花蛇舌草 15g。

【制法用法】水煎服，每日 3 剂。

【功效主治】清热解毒，抗癌。适应于食道癌。

半枝莲饮

【组成】半枝莲。

【制法用法】取半枝莲 30g，水煎 2 次。上、下午分服，或代
茶饮。

【功效主治】清热解毒，活血化瘀，抗癌。适应于食道癌。

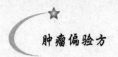
人工牛黄散

【组成】板蓝根、制南星、猫眼草各 15g，人工牛黄、硇砂各 3g。

【制法用法】将上药制成浸膏干粉。每次服五分，日服 4 次。

【功效主治】清热解毒，抗癌消噎。适应于食道癌。

第二节　术后、放化疗偏验方

旋覆代赭汤

【组成】旋覆花、党参、法半夏、甘草各 10g，赭石 30g、生姜 5g。

【制法用法】水煎服，日服 1 剂，分 2 次服。

【功效主治】活血降气。用于食道癌手术后并发症。

养阴清热汤

【组成】金银花 30g，生地黄、玄参、麦冬、南沙参各 15g，连翘、桃仁、牡丹皮、甘草各 10g。

【制法用法】水煎服，每日 1 剂。

【功效主治】养阴清热，活血化瘀。用于食道癌放疗反应。

益气养阴汤

【组成】麦冬、白术、茯苓各 15g，沙参、石斛、桃仁、红花各 10g，甘草 6g。

【制法用法】水煎服，日 1 剂。

【功效主治】益气养阴，活血化瘀。用于食道癌放疗后气血两虚之证。

顺食汤

【组成】黄柏20g，紫草、山慈菇、山豆根各25g，姜汁100ml，红糖100g，蜂蜜100ml。

【制法用法】先把紫草、黄柏、山豆根加水400ml，用武火煮沸后再煎15分钟，过滤药液剩250ml。将山慈菇研细过筛，其粉与姜汁、红糖、蜂蜜一同入药液中，武火煎沸即可。口服，25ml/次，3次/天。出现放射性食管炎时加量至50ml/次，3次/天，至放疗结束。

【功效主治】食道癌放疗后放射性食管炎。

参连方

【组成】西洋参、黄连5g，煨葛根、白头翁、北秦皮、煨木香、扁豆衣、黄芩各10g，生甘草5g。

【制法用法】水煎服，每日1剂。

【功效主治】食道癌术后腹泻。

壁虎酒

【组成】活壁虎5条，白酒500g。

【制法用法】以锡壶盛酒，将壁虎泡入，两天后即可服用。每次服10ml（慢慢吮之），早、中、晚饭前半小时服。

【功效主治】祛瘀消肿。适应于食道癌放疗反应。

复方止痛液

【组成】白及粉60g，三七粉15g，元胡粉30g，普鲁卡因粉0.5g，氢氧化铝凝胶适量。

【制法用法】上诸药共研细粉，加入氢氧化铝凝胶调成稀糊状。分次口服，对食道癌痛有较好的止痛效果。

【功效主治】活血化瘀，理气止痛。适应于食道癌痛。

【注意】服药后卧床休息1小时，2个小时内禁进食水，以免影响药效。

二陈汤

【组成】清半夏、陈皮、茯苓各10g，旋覆花（布包煎）9g，代赭石（另包先煎）15g，全瓜蒌、薏苡仁（包煎）、白花蛇舌草各30g。

【制法用法】水煎服，每日1剂。

【功效主治】健脾化痰，降逆利湿。适应于食道癌放疗反应。

第三节　食疗偏方

一、粥类偏方

薏苡仁粳米粥

【组成】薏苡仁30g，粳米50g。

【制法用法】薏苡仁洗净，置锅中，加清水1000ml，加粳米，急火煮开5分钟，改文火煮30分钟，成粥。每日1剂，趁热食用，持续服用。

【功效主治】利湿祛痰。适用于食道癌患者。

陈皮半夏薏苡仁粥

【组成】陈皮 5g，半夏 12g，薏苡仁 60g，大米 60g。

【制法用法】将半夏洗净，用布袋装好。陈皮洗净，大米淘净备用。将薏苡仁洗净，与药袋、陈皮、大米一齐放入锅内，加清水适量，小火煮成稀粥，去药袋，调味即可。早晚餐食用。

【功效主治】祛湿化痰，理气止呕。适用于痰湿型食道癌。

桂心茯苓桑白皮粥

【组成】桂心 1g，赤茯苓 30g，桑白皮 60g，大米 50g。

【制法用法】上药挫细，用水 3 大碗，煎至 2 大碗，去渣，再下大米煮粥。晨起空腹食用。

【功效主治】利湿化痰，通阳健脾。适用于食道癌。

人参韭菜粥

【组成】人参 3g，蜂蜜 50g，大米 100g，生姜汁、韭菜汁各适量。

【制法用法】将人参切片，与淘洗干净的大米一同放入锅中，按常法煮粥，粥熟时调入生姜汁、韭菜汁和蜂蜜，稍煮即成。早晚餐食用。

【功效主治】补气强身，防癌抗癌。适用于食道癌患者。

薤白粥

【组成】薤白 15g，葱白 2 根，大米 100g。

【制法用法】将薤白、葱白洗净切碎，与淘洗干净的大米同放入锅中，加清水适量煮粥即可。每日 1 剂，分早晚 2 次食完，

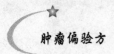

连食 3~5 日。

【功效主治】行气止泄，宽胸理气。适用于食道癌患者手术后或放疗化疗中泄泻者。

菱粉羹

【组成】菱粉 50g。

【制法用法】菱粉置锅中，加清水 500ml，加温煮开，成羹状。每日 1 剂，分次服用。

【功效主治】利湿化痰，适用于食道癌患者。

桃仁米粥

【组成】粳米 50g，桃仁 20g。

【制法用法】桃仁洗净，捣碎，置锅中，加清水 1000ml，加粳米，急火煮开 5 分钟，改文火煮 30 分钟，成粥。每日 1 剂，趁热服用。

【功效主治】具有活血化瘀，健脾补气的作用。适用于食道癌患者。

石见穿急性子粥

【组成】石见穿、急性子、七叶一枝花各 60g，黄柏 50g，威灵仙 50g，大米 100g。

【制法用法】将药煎制成药汁，以药汁代水煮大米成药粥。分次服用。

【功效主治】清热解毒、破血散瘀。适用于各类食道癌患者。

黄柏粥

【组成】黄柏 50g，生姜片 3g，大米 100g。

【制法用法】煮成汁液，以汁代水煮成粥。每日 2 次，温服。

【功效主治】清热解毒、和胃降逆。适用于食道癌放射治疗后仍有胸背疼痛者。

黄芪薏苡仁鱼片粥

【组成】黄芪 150g，薏苡仁 150g，黄鱼片 150g。

【制法用法】水煎，取汁煮成粥，小火炖至米熟时，放入黄鱼片 150g 及姜、葱末、盐等调料，拌匀后再煮片刻即可。每日 1 剂，分次食用。

【功效主治】益气补虚、健脾益胃。适用于食道癌伴体虚者。

母鸡肉馄饨

【组成】母鸡肉 120g，切碎成糜状，茯苓 60g，研碎成末。

【制法用法】两味混合，加入调料制成肉馅，包馄饨，煮熟食之。每日 1 剂。

【功效主治】健脾和胃。适用于食道癌术后伴胃纳不佳者。

二、汤类偏方

百合汤

【组成】鲜百合 100g。

【制法用法】鲜百合洗净，置锅中，加清水 1000ml，急火煮开 3 分钟，文火煮 20 分钟。每日 1 次，分次服用。

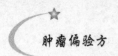

【功效主治】滋阴、生津。适用于食道癌患者。

龙眼山药汤

【组成】山药 20g，龙眼肉 20g。

【制法用法】山药、龙眼肉分别洗净，置锅中，加清水500ml，急火煮开 3 分钟，改文火煮 20 分钟即可。每日 1 次，分次服用。

【功效主治】温肾健脾。适用于食道癌患者。

香菇党参鱼丸汤

【组成】香菇 60g，党参 15g，鱼丸 400g，白菜 300g，生姜片、植物油、精盐各适量。

【制法用法】将香菇用清水泡发，洗净切碎；白菜洗净，切碎。炒锅中放油烧热，下姜片爆炒片刻，加入党参、香菇及清水适量烧沸，下鱼丸煮熟，加入白菜，再煮片刻，加植物油、精盐调味即可。每日 1 剂，分 2 次食完，连食 3~5 日。

【功效主治】益气健胃，扶正抗癌。适用于食道癌手术后，放疗化疗后体弱，食欲不振者。

蘑菇薏苡仁菱角汤

【组成】蘑菇 150g，薏苡仁、菱角各 50g。

【制法用法】将蘑菇洗净，切片。菱角洗净后连壳切开。薏苡仁淘洗后入锅，加水适量，加蘑菇片、带壳菱角，共煮成浓汁，去渣后饮汤汁。每日早晚分食。

【功效主治】益气健脾，扶正补虚，消肿抗癌。适用于食道癌、胃癌等。

薏苡舌草汤

【组成】薏苡仁 50g，白花蛇舌草 60g。

【制法用法】将薏苡仁、白花蛇舌草分别洗净，同入锅，加水煎煮 30 分钟，取汁饮用。每日早晚分食。

【功效主治】健脾利湿，清热解毒。适用于食道癌等。

小麦百合汤

【组成】鲜百合 200g，小麦仁 40g，生地黄 15g，桂圆、青梅、京糕各 10g，冰糖末适量。

【制法用法】小麦仁、生地黄分别洗净，装入纱布袋内，扎紧袋口；鲜百合洗净去筋，焯熟；桂圆去皮、核；青梅洗净，掰成块；京糕切片。锅内放入药包，加适量清水，大火烧沸，改用小火煎煮 30 分钟，关火，除去药袋，即得药汁。另取一锅，放入药汁、适量清水、冰糖末，小火熬煮至冰糖末溶化，撇去浮沫，加入百合、青梅块、京糕片、桂圆，搅匀即可。佐餐适量食用。

【功效主治】补肾固精、养心安神、防癌抗癌。适用于食道癌病后体弱者。

芥菜猪脬汤

【组成】芥菜 150g，猪尿脬（膀胱）1 个，蜜枣 3 枚，佐料各适量。

【制法用法】芥菜洗净，切段；蜜枣洗净；猪脬用盐水洗净，焯透后捞出沥水。锅中放入猪脬、姜片、葱段、料酒、蜜枣，加清水适量，大火煮沸，改用小火炖 2 小时，放入芥菜、盐、味精、

胡椒粉，烧 5 分钟即成。佐餐食用。

【功效主治】清热解毒，利尿止血。适用于食道癌患者。

三、茶饮类偏方

杏仁茯苓干姜茶

【组成】杏仁 6g，茯苓 10g，干姜、甘草各 2g。

【制法用法】将以上四味洗净同入锅中，加水适量，煎煮 2 次，每次 30 分钟，合并滤汁即成。佐餐食用。上下午分服。

【功效主治】化痰祛湿，和中抗癌。适用于痰湿型食道癌。

鱼腥草连翘饮

【组成】鱼腥草 30g，白茅根 30g，连翘 15g，蜂蜜 20g。

【制法用法】连翘洗净、切碎，放入纱布袋，扎口备用。鱼腥草洗净，切碎，白茅根洗净、切成段，两者同入砂锅，加清水适量，浸泡 30 分钟，放入连翘袋，加清水适量，先以大火煮沸，改用小火煎煮 30 分钟，停火，取出药袋，趁温热加入蜂蜜，调匀即成。早晚 2 次分服。

【功效主治】清热解毒，清肺化痰。适用于食道癌放疗后等。

天冬银花饮

【组成】天门冬 30g，金银花 30g，蜂蜜 20g。

【制法用法】将天门冬、金银花洗净，入锅加水适量，煎煮 30 分钟，去渣取汁，待药汁转温后调入蜂蜜即成。代茶频频饮用，每日 1 剂。

【功效主治】养阴润燥，清热解毒。适用于食道癌放疗后引起的放射性食管炎。

苏叶姜饮

【组成】苏叶 20g，蜂蜜、姜汁各 500g。

【制法用法】将苏叶洗净，入锅，加水适量，煎煮 15 分钟，去渣取汁，加入姜汁，待药汁转温后兑入蜂蜜即成。上下午分服。

【功效主治】理气降逆，润燥止呕。适用于气滞型食道癌噎膈呕吐、饮食难下等症。

厚朴二皮饮

【组成】厚朴 5g，青皮、陈皮各 15g，桃仁 5g，蜂蜜 20g。

【制法用法】将前 4 味洗净，入锅，加水适量，煎煮 2 次，每次 20 分钟，合并滤液，待药汁转温后兑入蜂蜜，搅匀即成。上下午分服。

【功效主治】理气化痰，活血抗癌。适用于气滞型食道癌等。

佛手陈皮饮

【组成】佛手 20g，陈皮 20g。

【制法用法】将陈皮、佛手洗净，同置锅中，加清水 1000ml，急火煮开 3 分钟，文火煮 30 分钟，去渣取汁。每日 1 剂，分次饮服。

【功效主治】化痰理气。适用于食道癌患者。

鲜芦根汁

【组成】鲜芦根 100g。

【制法用法】鲜芦根洗净，切成小段，捣烂，取其汁。每日 1 剂，分次饮服。

【功效主治】养阴生津。适用于食道癌患者。

荸荠饮

【组成】荸荠 100g。

【制法用法】荸荠洗净，去皮，捣烂取汁。每日 1 剂，分次饮用，连续服用 2 周。

【功效主治】滋阴生液。适用于食道癌患者。

四汁羊乳饮

【组成】芦根汁、藕汁、甘蔗汁、牛羊乳各 100ml。

【制法用法】取芦根汁、藕汁、甘蔗汁、牛羊乳各 100ml 和生姜汁少许，混合后煮温。不拘时间，徐徐饮用。

【功效主治】凉血散瘀，除烦解闷开胃。适用于食道癌中、晚期疼痛者。

雪梨莲藕乳汁

【组成】雪梨 1 个，莲藕 1 段，韭菜 150g，牛乳 250g，生姜汁 5g。

【制法用法】将雪梨去皮，莲藕洗净，一同榨取鲜汁 50g，韭菜捣汁 10g，此三汁与牛乳混匀，小火煮沸，复入生姜汁。频频喂饮，不计顿次。每日 2 剂，5~7 天为 1 个疗程。

【功效主治】健脾和胃，启膈止呕。适用于食道癌放化疗后呕吐等症。

人参雪梨汁

【组成】白参 6g，牛乳 300g，甘蔗 30g，雪梨 30g，蜂蜜适量。

【制法用法】将甘蔗、雪梨榨汁备用。白参放入砂锅中，加水 400g，煮至 100g，与牛乳、甘蔗汁、梨汁和匀，兑入蜂蜜即成。频频咽服。

【功效主治】补气养阴，安胃润燥。适用于晚期食道癌。

苦瓜萝卜汁

【组成】苦瓜 1 个，白萝卜 100g，蜂蜜适量。

【制法用法】将苦瓜洗净，去瓤，切成小块；白萝卜、洗净，去皮，切成小块。再将苦瓜块和白萝卜一块放入榨汁机中，搅打成汁，加入蜂蜜拌匀即成。适量饮用。

【功效主治】预防癌症，清热解毒，补脾养胃。适用于食道癌患者。

四、菜肴类偏方

参芪猴头菇

【组成】党参 10g，黄芪 15g，枸杞子 10g，猴头菇 30g，植物油、精盐、味精各适量。

【制法用法】将党参、黄芪、枸杞子放入锅中，加清水 2000ml，用小火煎煮 30 分钟，约剩 1000ml 药汁时，去药渣，加入猴头菇煮熟，再加入植物油、精盐、味精调味即可。每日 1 剂，分早晚 2 次食完，连食 5~7 日。

【功效主治】健脾益肾，扶正抗癌。适用于食道癌者。

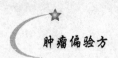

香菇竹笋炒杞叶

【组成】鲜枸杞叶 250g，竹笋 50g，香菇 50g，白糖、食盐、菜油、味精各适量。

【制法用法】枸杞叶去硬梗，洗净。竹笋、香菇热水泡发，洗净切丝。炒锅内放入菜油烧热，下笋、菇丝略炒，加入枸杞叶，翻炒片刻，加食盐、白糖、味精拌匀，起锅上盘。佐餐食用。

【功效主治】益气力，止消渴，抗肿瘤。适用于食道癌、胃癌等。

山药炒芥菜

【组成】芥菜 30g，山药 300g，料酒、姜丝、葱段、盐、鸡精、植物油各适量。

【制法用法】山药洗净，去皮，切丝；芥菜洗净。炒锅放植物油烧至六成热，下姜丝、葱段爆香，加入山药、芥菜、料酒炒熟，撒盐、鸡精调味即成。每日 1 次，佐餐食用。

【功效主治】补脾暖胃，益气活血，解毒消肿，宣肺化痰。适用于食道癌等患者。

煨鹅肉

【组成】鹅肉 500g，山豆根 9g。

【制法用法】加水适量，文火煨至肉熟，最后作料调味即可。每日数次，佐餐。

【功效主治】和胃降逆、清热解毒。适用于食道癌伴恶心、呕吐者。

香菇炒青菜

【组成】绿叶青菜 200g，香菇 50g，植物油 5g，味精、盐适量。

【制法用法】炒菜。佐餐食用。

【功效主治】健脾和胃、抗肿瘤。适用于各类食道癌患者。

第四节　中药外用偏验方

冰片贴敷方

【组成】冰片适量，白酒适量。

【制法用法】冰片研末，与白酒调匀如稠糊外敷癌痛处。日敷数次，干后再换药敷。

【功效主治】凉血活血。适用于食道癌患者。

砂仁擦药方

【组成】砂仁 15g，乳香 15g，冰片 30g。

【制法用法】将上药共研碎后放入 30ml 米酒中，密封浸泡 2 日后取澄清液装入小瓶备用。使用时以棉签蘸药液擦患者疼痛区，稍干后可重复擦。

【功效主治】凉血活血。适用于食道癌患者。

三七含化法

【组成】三七 10g，象贝母 10g，郁金 10g，黄连 5g。

【制法用法】上药研末，加蜂蜜适量，制成如枣核大丸，置口中含化。每日 4~5 次，每次 1 丸。

【功效主治】凉血活血化瘀。适用于食道癌患者。

蜣螂摩擦方

【组成】蜣螂 1 个，贝母 9g，青黛 6g，玄明粉 6g，木香 3g，沉香 3g，朱砂 3g，牛黄 1.5g。

【制法用法】上药为末，以万年青根捣汁加陈酒合上药成团。摩擦胸部，每日数次。

【功效主治】清热泻火，凉血解毒。适用于食道癌患者。

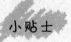小贴士

食道癌患者饮食宜忌

1. 宜食品种

（1）多吃含有丰富维生素、矿物质和纤维素类的新鲜蔬菜和瓜果，各类食物的营养成分应保持相对平衡。

（2）多食易消化、软食或呈半流质的食物，如牛奶、麦片、蜂蜜等。养成良好的饮食习惯。

2. 饮食禁忌

（1）不吃霉变、烟熏、腌制类食物及少食辛辣香燥之品。忌烟、酒。

（2）进食时不宜过快，食物不宜过烫，切忌过硬过粗食物。

第六章　大肠癌

大肠癌是指原发于大肠黏膜上皮的恶性肿瘤，为结肠癌和直肠癌的总称，是常见的恶性肿瘤之一，其发病率仅次于胃癌和食管癌。大肠癌中以直肠癌最多见，结肠癌次之。中医最早载于《内经》，散见于"肠僻"、"伏梁"、"积聚"、"脏毒"等篇章中。

其临床表现：

结肠癌主要表现是腹痛，先呈间歇性疼痛，以后转为持续性疼痛。当发生肠梗阻时则产生绞痛，大便溏，带脓血，便次增多，消瘦，乏力和贫血，腹中包块。

直肠癌早期无明显自觉症状，但常有出血；肿瘤生长表面产生溃疡和感染时，才出现大便频，黏液便，便血，腹泻，里急后重等症；肿瘤侵入肠腔时则肠腔变窄，大便量少，变细，次数多。中医认为本病属"脏毒"、"肠覃"、"癥瘕"、"下痢"、"肠风"、"肠癖"等范畴。由于忧思郁闷，脾胃失调，湿浊内生，郁而化热；或饮食不节（洁），损伤脾胃，酿生湿热，致湿热下注，浸淫肠道，使肠道气滞血瘀，湿毒凝结而成肿瘤，临床常分为脾虚湿热，湿热瘀毒，脾肾寒湿，肝肾阴虚，气血双亏等型辨证施治。

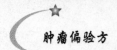

大肠癌中医辨证分型

其病大多以本虚标实为特点，本虚多为脾虚胃弱或脾肾两虚，标实多属湿热、瘀毒为患，故治当标本兼顾。中医肿瘤医院专家郑伟达教授根据临诊体会及见证，将大肠癌分为以下几种类型。

1. 脾虚湿热

食欲不振，腹胀面黄，气短乏力，腹痛拒按，便稀或溏，或里急后重，便下脓血，苔黄腻，脉滑数或沉细滑。

2. 湿热瘀毒

腹痛腹胀，痛处拒按，腹有包块，矢气后胀减，便下脓血黏液，或里急后重，或便溏便细，舌暗红，有瘀斑，苔薄黄，脉弦数。

3. 脾肾寒湿

患者久泻久痢，形体消瘦，面色苍白，喜睡懒动，肠鸣而泻，泻后稍安，腹痛喜热，甚则肢凉怕冷，苔白，脉沉细尺弱。

第一节　中药内服偏验方

凉血清热汤

【组成】黄芪 15g，黄精、枸杞、鸡血藤、槐花、败酱草、马齿苋、仙鹤草、白英各 7.5g。

【制法用法】水煎服。每日 1 剂，水煎分 2 次服。5 周为 1 个疗程。

【功效主治】补气养血，清热解毒，凉血止血。主治大肠癌晚期者。

通肠解毒汤

【组成】鸡血藤、石见穿、山慈菇、八月札、黄芪各15g，败酱草、党参、丹参各7g，大黄3g。

【制法用法】水煎服。每日1剂，分2次服，30天为1个疗程。

【功效主治】解毒化瘀消肿。主治直肠癌。

清肠消肿汤

【组成】白花蛇舌草、菝葜、野葡萄藤、生薏苡仁、瓜蒌仁、白毛藤、半枝莲、贯众炭各15g，八月札、红藤、苦参、丹参、凤尾草各7.5g，广木香、地鳖虫、乌梅肉各4.5g，壁虎（研粉分3次吞服）4.5g。

【制法用法】以上药物水煎二次后合并煎液。将2/3煎液分3次口服，每日1剂；将余下1/3煎液保留灌肠，每日1~2次。3个月1个疗程。

【功效主治】清热解毒，理气化瘀。主治大肠癌初中期。

益肾健脾活血方

【组成】生黄芪、太子参、鸡血藤各15g，枸杞子、菟丝子各7.5g，淫羊藿、茯苓、丹参各5g，三七1.5g。

【制法用法】水煎服。每日1剂，煎液约300ml，早晚各150ml，连服6周为1个疗程。

【功效主治】补脾益肾，活血通络。主治大肠癌者。

参芪汤

【组成】党参、黄芪、猪苓、茯苓、当归、何首乌、虎杖、白花蛇舌草、半枝莲、夏枯草各等份。

【制法用法】水煎服，每日1剂，分2次服。

【功效主治】补气养血，清热利湿，解毒抗癌。主治大肠癌术后患者。

清肠解毒汤

【组成】苦参、凤尾草、地锦草、败酱草、白花蛇舌草、野葡萄藤、生苡仁各15g，红藤、赤芍、土鳖虫各7.5g。

【制法用法】水煎服，每日1剂，分2~3次服，3个月为1个疗程。

【功效主治】清热解毒，理气化痰，健脾补肾。主治晚期大肠癌。

凤莲汤

【组成】黄药子、白茅根各15g，野葡萄根、水杨梅根、凤尾草、蚤休、半枝莲、半边莲、贝母各7.5g。

【制法用法】水煎服，每日1剂。

【功效主治】清热解毒，利湿消肿。主治直肠癌。

海藻软坚汤

【组成】夏枯草、川楝子、海藻、海带、玄参、花粉各12g，蜂房、丹参、蜀羊泉各15g，象贝母9g。

【制法用法】水煎服，每日1剂。

【功效主治】理气活血，清热解毒，软坚消癥。主治直肠癌。

枳藤汤

【组成】枳实 9g、红藤 30g、苡米 30g、地榆 15g、苦参 30g、石榴皮 18g、料姜石 30g、焦山楂 30g。

【制法用法】水煎服，每日 1 剂。

【功效主治】宽肠利气，活血止疼，除湿消炎，止泻止痢。主治肠癌。

直肠消癌散

【组成】牛蒡子根 30g，赤小豆散（赤小豆、当归、大黄、蒲公英等份）15g。

【制法用法】共研为细粉，调匀冲服。每日 2 次，每次 6g，温开水送下。

【功效主治】清热利湿，散结消瘀。主治直肠癌。

抗癌 8 号

【组成】山慈菇、蛇莓、八月札、石见穿、败酱草、苡仁各 15g，黄芪、鸡血藤、丹参各 15g。

【制法用法】水煎服，每日 1 剂。

【功效主治】清热攻下，化瘀散结。主治直肠癌。

瞿麦根汤

【组成】鲜瞿麦根（干根品 24g）30g。

【制法用法】用米泔水洗净，水煎服。每日 1 剂。

【功效主治】清热利湿。主治肠癌。

槐角地榆汤

【组成】白花蛇舌草、藤梨根、生苡仁、土茯苓各 15g，无花果、槐角、银花各 6g，生地榆、苦参、侧柏叶各 9g。

【制法用法】水煎服，每日 1 剂。

【功效主治】清热利湿，化瘀消肿。主治直肠癌。

青牛散

【组成】姜石、地榆 15g，青黛、硇砂、硼砂、大黄、红参各 8g，牵牛子 4.5g，蜈蚣 5 条。

【制法用法】共研为细末。每次 1.5g，1 日 3 次。

【功效主治】清热解毒，活血散结。主治肠癌。

豆黄丸

【组成】蜂房、蛇蜕、全蝎、瓦楞子、大麻仁、大黄、银花、鸡内金、山豆根各等份。

【制法用法】共研为细粉，水泛为丸，如绿豆大小。每次服 6g，1 日 3 次。黄芪煎水或开水送下。

【功效主治】清热解毒，润肠泻下，健脾胃，助消化。主治肠癌。

豆楞汤

【组成】金银花、连翘、瓦楞子各 15g，花蕊石、紫石英、槐角、蒲公英、牛蒡子各 7.5g，大黄、木通、桃仁、山豆根各 5g。

【制法用法】水煎服，每日 1 剂。

【功效主治】清热解毒，化瘀定痛，通肠泻下。主治肠癌腹痛。

蛇龙汤

【组成】白花蛇舌草、红藤、瓦楞子、黄芪各 15g，龟甲、鳖甲、龙葵各 8g，大黄 4.5g。

【制法用法】水煎服，每日 1 剂。

【功效主治】活血消炎，清热解毒。主治肠癌。

菱薏藤汤

【组成】菱角 10 个，薏苡仁、鲜紫藤条各 12g。

【制法用法】紫藤条切片，合上二味一起水煎服。1 日 3 次或数次。

【功效主治】清热解毒，健脾渗湿。主治肠癌和肛门癌。

元胡鸡蛋壳

【组成】元胡 3g，鸡蛋壳 9g。

【制法用法】两味焙干为末，开水送下。每日 2 次。

【功效主治】疏肝理气。主治肠癌、肛门癌。

升麻芝麻煲猪大肠

【组成】升麻 10g，黑芝麻 60g，猪大肠 1 段（约 30cm）。

【制法用法】将大肠洗净，把升麻与黑芝麻装入大肠内，两头扎紧，加清水适量煮熟，去升麻与黑芝麻，调味后饮汤，吃猪大肠。每日 1 次。

【功效主治】升提中气。主治肠癌。

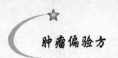

黄芪猪肉汤

【组成】黄芪 50g，大枣 10 个，瘦猪肉适量。

【制法用法】加盐等调味熬汤，食肉喝汤。每日 2 次。

【功效主治】补气和中。主治肠癌。

汉三七粉方

【组成】汉三七粉 3g，鸡蛋 1 个，藕汁适量。

【制法用法】将三七粉与藕汁调匀，装入鸡蛋内，湿纸封口，蒸熟食之。每日 2 次。

【功效主治】活血，凉血，止血。主治肠癌、肛门癌便血不止。

黄连莲子汤

【组成】黄连 10g，莲子肉 30g，党参 15g。

【制法用法】水煎服，每日 2 次。

【功效主治】清热燥湿，泻火解毒。主治肠癌、肛门癌里急后重明显。

木香黄连炖大肠

【组成】木香 10g，黄连 5g，肥猪大肠 1 尺。

【制法用法】将木香、黄连研末装入洗净的大肠内，两头扎紧，炖肠至烂。去药饮汤食肠。

【功效主治】清热，和胃，行气，止痛。主治肠癌、肛门癌。

白蛇苡桃汤

【组成】白花蛇舌草、半枝莲各 30g，忍冬藤、苡仁、昆布各

15g，夏枯草、海藻、槐角、紫草根各 7.5g，厚朴、甲珠各 4.5g。

【制法用法】水煎服，日 1 剂。

【功效主治】清热，活血，凉血。主治肠癌。

守宫鸡蛋粉

【组成】守宫粉（约活壁虎 40 条），鸡蛋粉（约鸡蛋 4 个），等量（约各 50~68g）。

【制法用法】将活壁虎置砂罐中干烧至死，勿令焦，初步研磨成粗末，再置砂锅中焙干，进行第二次研磨，经筛过后即成守宫粉。与鸡蛋粉混匀，每次 1 匙，每日 2 次，约 10 天服完。

【功效主治】散结止痛。主治肠癌及肛门癌。

水蛭海藻散

【组成】水蛭 15g，海藻 30g。

【制法用法】焙干研细末，分 10 包。每天 1~2 包，黄酒冲服。

【功效主治】逐瘀破血，清热解毒。主治肠癌、肛门癌。

益气扶正方

【组成】黄芪、党参、山慈菇、藤梨根各 15g，白术、茯苓、山药、甘草各 10g，蜈蚣 2g。

【制法用法】水煎服，日 1 剂。

【功效主治】益气扶正。治疗晚期肠癌。

三仁汤加减

【组成】薏苡仁、滑石各 18g，杏仁、半夏各 15g，紫苏梗、藿香、黄芩各 10g，通草、白豆蔻各 6g。

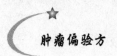

【制法用法】水煎服，每日1剂。

【功效主治】理气化湿。主治直肠癌。

藻蛭散

【组成】海藻30g，水蛭6g。

【制法用法】上两药分别用微火焙干，研细，混合。口服，每次3g，每日2次，黄酒冲服。

【功效主治】活血化瘀，软坚散结。主治直肠癌。

黄精方

【组成】黄精、枸杞子、鸡血藤、槐花、败酱草、马齿苋、仙鹤草、白英各15g。

【制法用法】水煎服，每日1剂。

【功效主治】清热解毒。主治Ⅲ期大肠癌。

夏枯草方

【组成】夏枯草、生薏苡仁、熟薏苡仁各24g，紫参12g、天龙二条、山慈菇12g，黄柏、浙贝母、制大黄、沉香曲各9g。

【制法用法】水煎服，每日1剂。

【功效主治】化痰通络，清热祛湿。主治痰浊阻络型结肠癌、直肠癌。

地榆汤

【组成】地榆、生黄芪、茯苓、紫草根各12g，当归9g、槐花6g，天龙2条，三七粉2g。

【制法用法】水煎服，每日1剂。三七粉分2次吞服。

【功效主治】益气活血。主治气虚血瘀型结肠癌、直肠癌。

败酱草方

【组成】败酱草、半枝莲、马齿苋、白英各15g，三棱、莪术、川楝子、木香、厚朴、儿茶各10g。

【制法用法】水煎服，每日1剂。

【功效主治】利湿清热化瘀。用于湿热瘀毒型大肠癌。

白头翁方

【组成】白头翁、肿节风、败酱草、石见穿各15g，露蜂房、龙葵各8g，黄柏、地榆、槐花、苦参各6g，黄连4.5g，蛇蜕3g。

【制法用法】水煎服，每日1剂。

【功效主治】利湿清热解毒。用于湿热下注型直肠癌。

参黄芪方

【组成】党参、黄芪各20g，苍术、白术、云茯苓、补骨脂、吴茱萸、肉豆蔻、五味子、老鹳草、石榴皮各10g。

【制法用法】水煎服，每日1剂。

【功效主治】温肾健脾化湿。用于脾肾寒湿型大肠癌。

石见穿方

【组成】石见穿、半边莲、昆布、海藻、白花蛇舌草、夏枯草、败酱草各15g，莪术、炮穿山甲（炮甲珠）各7.5g。

【制法用法】水煎服，每日1剂。

【功效主治】活血化瘀，软坚散结。用于气血瘀阻型结肠癌。

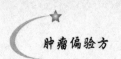

龟甲方

【组成】龟甲、北沙参、石见穿、半枝莲、白花蛇舌草各15g，五味子、石斛、炮穿山甲（炮甲珠）、莪术各8g，麦冬6g。

【制法用法】水煎服，每日1剂。

【功效主治】益气养阴，活血化瘀。用于直肠癌。

南沙参方

【组成】南沙参、北沙参、白术各8g，黄芪、半枝莲、白花蛇舌草、败酱草各15g，茯苓、重楼各12g。

【制法用法】水煎服，每日1剂。

【功效主治】健脾益肺。用于肺脾气虚型直肠癌。

白芍枳实香附方

【组成】白芍、枳实、香附各6g，柴胡、白术各7.5g，茯苓12g，半枝莲、败酱草、白花蛇舌草各15g。

【制法用法】水煎服，每日1剂。

【功效主治】疏肝健脾，清热解毒。用于结肠癌。

枸杞子女贞子方

【组成】枸杞子、女贞子各15g，生地黄、熟地黄各12g，知母、黄柏、茯苓、泽泻各10g。

【制法用法】水煎服，每日1剂。

【功效主治】补益肝肾。用于肝肾阴虚型肠癌。

三草汤

【组成】老鹳草、鱼腥草各15g，车前草、莱菔子各10g，金果榄 6g。

【制法用法】水煎服，每日 3 次。

【功效主治】清热利湿、消肿生肌。适用于肠癌患者。

第二节 术后、放化疗偏验方

扶正养阴汤

【组成】党参、太子参、白花蛇舌草各 15g，麦冬、沙参、玉竹、丹参各 10g，甘草 3g。

【制法用法】水煎服，每日 1 剂，早晚服用。

【功效主治】扶正养阴，清热解毒。主治大肠癌放疗所致的气血受损，热毒炽盛者。

扶正健脾汤

【组成】黄芪、鸡血藤各 15g，党参、芡实、女贞子、熟地各 7.5g，白术、茯苓、枸杞子、怀山药、何首乌、黄精各 6g，沙参、麦冬各 5g，甘草 1.5g。

【制法用法】水煎服，每日 1 剂，煎 3 次早晚服用。

【功效主治】扶正健脾。主治大肠癌化疗所致的气血受损，脾胃失调者。

葛根芩连汤

【组成】葛根、马齿苋各 15g，黄芩、炒白术、大腹皮各 7.5g，黄连 5g，甘草 3g，干姜 3g。

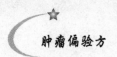

【制法用法】水煎服，每日 1 剂，早晚分 2 次口服。

【功效主治】清利大肠湿热。主治大肠癌放疗后所致的放射性结肠炎。

固本抗癌汤

【组成】党参、黄芪、薏苡仁各 15g，莱菔子 10g，墨旱莲 7.5g，茯苓 6g，炒白术、白豆蔻各 5g，甘草 2.5g。

【制法用法】水煎服，日 1 剂。

【功效主治】益气健脾，利湿清热。治疗肠癌化疗后的毒副作用。

升血汤

【组成】生黄芪、太子参、鸡血藤各 15g，枸杞子、女贞子、菟丝子、补骨脂各 7.5g，白术、茯苓、赤芍各 5g，水蛭 1.5g。

【制法用法】水煎服，日 1 剂。

【功效主治】益气健脾，补肾活血。治疗肠癌化疗后的毒副作用。

当归鸡血藤方

【组成】当归、鸡血藤各 15g，生地黄、熟地黄、白芍、枸杞子、川芎、酸枣仁、地龙、丹参各 10g，炙甘草 5g。

【制法用法】水煎服，日 1 剂，在奥沙利铂化疗前一天开始使用，服用 28 天为 1 个疗程。

【功效主治】养血柔肝。治疗肠癌化疗后周围神经病变。

芪芍参方

【组成】炙黄芪、生白芍、党参各 15g，当归、延胡索各 12g，川楝子、半夏各 9g，陈皮、炙甘草、木香各 6g，降香 3g。

【制法用法】水煎服，每日 1 剂。

【功效主治】结肠癌广泛转移。

厚朴方

【组成】厚朴 9g，白术 12g，茯苓 12g，佩兰 9g，肉豆蔻 10g，苍术 9g，太子参 12g，甘草 9g。

【制法用法】水煎服，每日 1 剂，分 2 次服。

【功效主治】直肠癌术后泄泻不止。

扶正祛邪汤

【组成】太子参、半枝莲、全瓜蒌、女贞子各 8g，当归、厚朴、桃仁、红花各 5g，甘草 3g。

【制法用法】水煎服，每日 1 剂。用于入院初。

【功效主治】直肠癌根治术前后。

益气复元汤

【组成】黄芪、党参、薏苡仁、香菇各 15g，山药、枸杞子、龙眼肉、陈皮、升麻各 7.5g，生姜 5 片，大枣 5 枚等。

【制法用法】水煎服，每日 1 剂，分 2 次服用。

【功效主治】治疗肠癌化疗后的毒副作用。

黄芪方

【组成】黄芪 15g，黄精、枸杞、鸡血藤、槐花、败酱草、马齿苋、仙鹤草、白英各 8g。

【制法用法】水煎服，每日 1 剂，水煎分 2 次服。5 周为 1

个疗程。

【功效主治】补气养血，清热解毒。主治大肠癌晚期。

八角金方

【组成】八角金盘、生山楂各 6g，石见穿、山慈菇、八月札、黄芪各 15g，党参、败酱草、丹参各 7.5g，大黄 3g。

【制法用法】水煎服，每日 1 剂，分 2 次服，30 天为 1 个疗程。

【功效主治】解毒化瘀消肿。主治直肠癌。

芪参藤方

【组成】生黄芪、太子参、鸡血藤各 15g，枸杞子、菟丝子各 7.5g，淫羊藿、茯苓、丹参各 5g，三七 2g。

【制法用法】水煎服，每日 1 剂，煎液约 300ml，早晚各 150ml，连服 6 周为 1 个疗程。

【功效主治】补脾益肾，活血通络。主治大肠癌属脾肾虚弱，瘀血停滞者。

第三节　食疗偏方

一、粥类偏方

薏苡仁赤小豆米粥

【组成】赤小豆 20g，薏苡仁 20g，粳米 50g。

【制法用法】将赤小豆、薏苡仁洗净，置锅中，加清水 1000ml，加粳米，急火煮开 5 分钟，改文火煮 30 分钟，成粥，趁热服用。每日1剂。

【功效主治】清热利湿。适用于肠癌患者。

粳米佛手粥

【组成】法粳米50g，佛手20g。

【制法用法】佛手洗净，切成片，置锅中，加清水500ml，急火煮开10分钟，去渣取汁，再加粳米，加清水500ml，急火煮开5分钟，改文火煮30分钟，成粥，趁热食用。每口1剂。

【功效主治】和中解毒、理气止痛。适用于肠癌患者。

粳米山药粥

【组成】肉豆蔻20g，山药20g，粳米50g。

【制法用法】肉豆蔻、山药分别洗净，切成片，置锅中，加清水500ml，煮沸20分钟，滤渣取汁，再加清水500ml，加粳米，急火煮开3分钟，改文火煮20分钟，成粥，趁热食用。每日1剂。

【功效主治】温中健脾，行气消食。适用于肠癌患者。

白花蛇舌草半枝莲粥

【组成】白花蛇舌草30g，半枝莲15g，粳米100g。

【制法用法】先将前2味水煎取汁，与粳米同煮为粥。每日1剂，早、晚服用。连服1个月。

【功效主治】清热解毒，利尿消肿，活血止痛。适用于大肠癌患者。

桃花解毒粥

【组成】粳米50g，桃花20g。

【制法用法】桃花洗净，置锅中，加清水 500ml，急火煮 10 分钟，去渣取汁，加粳米，加清水 500ml，急火煮 5 分钟，文火煮 20 分钟，成粥，趁热服用。每日 1 剂。

【功效主治】解毒调中。适用于肠癌患者。

莲梗灯心花粥

【组成】莲梗（鲜品）50g，灯心花 10g，木棉花、大米各 30g，冬瓜皮 50g。

【制法用法】将鲜莲梗洗净切段，灯心花、木棉花、大米、冬瓜皮洗净。把全部用料一起放入锅内，加清水适量，小火煮成粥，调味即可。每日 1 剂。早晚餐食用。

【功效主治】清热利湿，解暑止泻。适用于大肠癌。

无花果薏苡仁粥

【组成】无花果粉 50g，薏苡仁 50g，大米 100g，红糖少量。

【制法用法】将大米、薏苡仁淘洗干净，放入锅中，加入无花果粉及清水适量煮成稀粥，再加入红糖即可。每日早晚餐空腹食用，可经常食用。

【功效主治】清热消肿散结，健胃止泻。适用于大肠癌。

马齿苋槐花粥

【组成】鲜马齿苋 100g，槐花 30g，大米 100g，红糖 20g。

【制法用法】将鲜马齿苋拣杂，洗净，入沸水锅中烫软，捞出，切成碎末，备用。将槐花拣杂，洗净，晾干或晒干，研成极细末，待用。大米淘洗干净，放入砂锅，加水适量，大火煮沸后，改用小火煨煮成稀粥，粥将成时兑入槐花细末，并加入马齿苋碎末及红糖，再用小火煨煮至沸即成。早晚 2 次分服。

【功效主治】清热解毒，凉血止血。适用于大肠癌引起的便血。

荠菜薏苡仁粥

【组成】鲜荠菜（全草）250g，薏苡仁 60g，大米 100g。

【制法用法】鲜荠菜保留根茎，洗净，切成碎小段，放入砂锅，加清水适量，小火煎煮成浓汁约 300g，过滤，去渣后备用。将薏苡仁淘洗干净，放入砂锅，加清水适量，中火煮 30 分钟，调入淘净的大米，并倒入荠菜浓煎汁，视需要可酌情加清水适量，煮沸后，改用小火煨煮至薏苡仁、大米熟烂、粥稠浓即成。早晚 2 次分服。

【功效主治】清热利湿，健脾抗癌。适用于大肠癌等。

当归桃仁粥

【组成】当归 30g，桃仁 10g，大米 100g，冰糖适量。

【制法用法】将当归、桃仁洗净，微火煎煮半小时，去渣，留汁，备用。大米淘洗干净，加水适量，和药汁同入锅中，煮成稠粥，加冰糖适量，待冰糖溶化后即成。早晚餐食用。

【功效主治】活血化瘀，解毒抗癌。适用于大肠癌。

黄芪皂角粥

【组成】黄芪、皂角各 30g，大米 60g。

【制法用法】将大米淘洗干净；黄芪切片，与皂角同入布袋中，与大米同入锅中，加水适量，煮成稠粥，捞出布袋即成。早晚餐食用。

【功效主治】益气健脾，活血抗癌。适用于大肠癌。

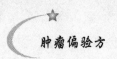

蛤蚧白参茯苓粥

【组成】蛤蚧末 10g, 白参 3g, 茯苓 10g, 核桃仁 10g, 大米 100g。

【制法用法】将蛤蚧末、白参、茯苓同煎取汁（白参可连用 3 次），将核桃仁捣烂，与药汁、淘净的大米一起入锅，加水，共煮为粥。早晚餐食用。

【功效主治】温补脾肾，大补元气，扶正抗癌。适用于大肠癌等。

何首乌大枣粥

【组成】生何首乌 60g, 大枣 5 枚, 大米 100g, 红糖适量。

【制法用法】将何首乌煎取浓汁，去渣，同大米、大枣同入砂锅内煮粥，粥将成时，放入红糖或冰糖少许以调味，再煮 1~2 沸即可。每天服 1~2 次，15 天为 1 个疗程，间隔 5 天再服。

【功效主治】补益气血，解毒通便。适用于大肠癌便秘者。

二、汤类偏方

马齿苋汤

【组成】绿豆 10g, 马齿苋 20g。

【制法用法】马齿苋、绿豆洗净，置锅中，加清水 1000ml, 急火煮开 5 分钟，文火煮 30 分钟，滤渣取汁。每日 1 剂，分次服用。

【功效主治】清利湿热。适用于肠癌患者。

木香大肠汤

【组成】广木香 20g, 猪大肠 100g。

【制法用法】猪大肠洗净，去脂肪，切成小段，置锅中，加清水 500ml，加木香、黄酒、食盐、葱、姜等，急火煮开 3 分钟，文火炖煮 30 分钟。每日 1 剂，分次服用。

【功效主治】行气止痛，健脾消食。适用于肠癌患者。

补肾温脾汤

【组成】干姜 20g，肉桂 10g。

【制法用法】干姜、肉桂分别洗净，置锅中，加清水 500ml，急火煮开 5 分钟，改文火煮 30 分钟，去渣取汁。每日 1 剂，分次服用。

【功效主治】温脾补肾。适用于肠癌患者。

藤梨根猪肉汤

【组成】藤梨根 100g，猪肉 100g。

【制法用法】加水后文火煮 3 小时以上。喝汤食肉，早、晚顿服。

【功效主治】清热解毒、提升中气。适用于各类大肠癌患者。

蘑菇薏苡仁菱角汤

【组成】蘑菇 150g，薏苡仁、菱角各 50g。

【制法用法】将蘑菇洗净，切片。菱角洗净后连壳切开。薏苡仁淘洗后入锅，加水适量，加蘑菇片、带壳菱角，共煮成浓汁，去渣后饮汤汁。每日早晚分食。

【功效主治】益气健脾，扶正补虚，消肿抗癌。适用于大肠癌等。

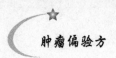

当归黄花猪肉汤

【组成】当归 10g，黄花菜 15g，瘦猪肉 200g，葱、姜、盐、黄酒、味精适量。

【制法用法】当归、黄花菜洗净；猪肉洗净切丝，与当归、黄花菜共置锅中，加水 2000ml，加入葱、生姜、黄酒、精盐等，煮至肉烂汤浓，加少许味精即成。吃肉喝汤，每日 1 次，连食 7 日。

【功效主治】补虚防癌，活血养血。适用于大肠癌等。

薏苡舌草汤

【组成】薏苡仁 50g，白花蛇舌草 60g。

【制法用法】将薏苡仁、白花蛇舌草分别洗净，同入锅，加水煎煮 30 分钟，取汁饮用。每日早晚分食。

【功效主治】健脾利湿，清热解毒。适用于大肠癌等。

蚤休绿豆汤

【组成】绿豆 100g，蚤休 30g。

【制法用法】将蚤休洗净，切碎，入锅中，加水煎煮，去渣，取汁 1 大碗，入锅，加洗净的绿豆及适量水，用小火煮烂即成。每日早晚分食，食豆饮汤。

【功效主治】清热消暑，解毒止痛。适用于大肠癌等。

黄鱼乌梅汤

【组成】大黄鱼 30g，乌梅 6g，麻油、精盐各适量。

【制法用法】将黄鱼洗净切碎，与乌梅置于锅中，加水适量，小火煮汤。待汤沸鱼热后再加入麻油、精盐调味。每日 1 次，温热食之。

【功效主治】健脾益胃，生津醒神。适用于大肠癌等。大肠癌大便溏烂患者尤宜常服。

三、茶饮偏方

大黄槐花茶

【组成】生大黄 4g，槐花 30g，蜂蜜 15g，绿茶 2g。

【制法用法】生大黄去杂，洗净，晾干，切成片，放入砂锅，加水适量，煎煮 5 分钟，去渣，留汁，待用。锅中加槐花、茶叶，加清水适量，煮沸，倒入生大黄煎汁，离火，稍凉，趁温热时，调拌入蜂蜜即成。早晚 2 次分服。

【功效主治】清热化湿、凉血。适用于大肠癌引起的便血以及术后便血等症。

马齿苋白头翁茶

【组成】马齿苋 30g，白头翁 15g，半边莲 30g。

【制法用法】将马齿苋、白头翁、半边莲洗净，入锅，加水适量，煎煮 2 次，每次 30 分钟，合并滤液即成。上下午分服。

【功效主治】清肠化湿，解毒抗癌。适用于大肠癌等肿瘤。

甜杏仁茶

【组成】甜杏仁 10g，绿茶 1g。

【制法用法】将甜杏仁用冷开水快速洗净，打碎，倒入小锅内，用中火烧沸后冲泡茶叶，加盖闷 5 分钟。代茶饮。

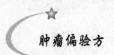

【功效主治】润肺止渴，消食解毒。适用于大肠癌。

荷蒂丝瓜芹菜茶

【组成】鲜荷蒂 5 个，老丝瓜 1 段，芹菜 200g，冰糖适量。

【制法用法】将鲜荷蒂、老丝瓜、芹菜洗净，切剪碎，加水适量，煎煮约 1 小时，取汤加入冰糖即成。温饮，每日 2~3 次。

【功效主治】清热抗癌，凉血止血。适用于大肠癌便血患者。

乌药元胡半枝莲饮

【组成】乌药 15g，元胡 15g，半枝莲 20g，蜂蜜 30g。

【制法用法】将乌药、元胡、半枝莲分别拣杂，洗净，晾干或晒干，乌药、元胡切成薄片，半枝莲切成碎小段，同放入砂锅，加水浸泡片刻，煎煮 20 分钟，用洁净纱布过滤，去渣，收取滤汁放入容器，调入蜂蜜，拌和均匀即成。早晚 2 次分服。

【功效主治】行气活血，散寒止痛。适用于大肠癌寒凝气滞引起的腹部疼痛。

荠菜白茅根汁

【组成】鲜荠菜、鲜白茅根各 500g，荸荠、鲜藕各 250g。

【制法用法】将鲜荠菜（连根）、鲜白茅根、荸荠、鲜藕（连节）分别择洗干净，放入温开水中浸泡 30 分钟，取出后，将荸荠的荸头切去，与其他 3 味一起切碎后再剁成糊状，放入家用捣汁机中快速搅打成浆汁，用洁净纱布过滤，取汁放入容器即成。当饮料上、下午分饮。

【功效主治】清热利湿，凉血止血。适用于大肠癌放疗后并发症。

马齿苋杞子饮

【组成】枸杞子 20g，马齿苋 15g。

【制法用法】枸杞子、马齿苋分别洗净，置锅中，加清水 500ml，急火煮开 5 分钟，改文火煮 30 分钟，去渣取汁。每日 1 剂，分次饮用。

【功效主治】养肝去热。适用于肠癌调养。

水蛭海藻散

【组成】水蛭 15g，海藻干 30g。

【制法用法】将水蛭和海藻干研细末，分成 10 包即成。每日 2 包，用黄酒冲服。

【功效主治】逐瘀破血、清热解毒。适用于肠癌患者。

肉桂干姜饮

【组成】干姜 20g，肉桂 10g。

【制法用法】干姜、肉桂分别洗净，置锅中，加清水 500ml，急火煮开 5 分钟，改文火煮 30 分钟，去渣取汁。每日 1 剂，分次饮用。

【功效主治】温脾补肾。适用于肠癌调养。

冬瓜子桃仁大黄煎

【组成】冬瓜子、冬瓜仁各 15g，桃仁 9g，大黄 12g，牡丹皮 9g，芒硝 6g。

【制法用法】前五味水煎去渣，以药汁冲芒硝顿服。每日 1 剂。

【功效主治】清热、解毒、排脓。适用于早期结肠癌、直肠

癌患者。

瞿麦根米泔饮

【组成】鲜瞿麦根 100g。

【制法用法】用米泔水洗净后煎服。代茶饮。

【功效主治】清热祛湿。适用于直肠癌伴小便不畅者。

百合清热饮

【组成】石菖蒲根 30g，鲜百合 30g。

【制法用法】石菖蒲根洗净，切成小段，鲜百合洗净，同置锅中，加清水 700ml，急火煮开 5 分钟，改文火煮 30 分钟，去渣取汁。每日 1 剂，分次饮用。

【功效主治】清热调中。适用于肠癌患者。

四、菜肴偏方

口蘑炖鱼肚

【组成】水发鱼肚 400g，罐头口蘑 150g，熟火腿 15g，黄酒、精盐、味精、葱段、生姜块、酱油、熟猪油、鸡汤各适量。

【制法用法】鱼肚切成 5cm 长、3cm 宽的长条，在开水锅中烫透，取出，挤出水分。口蘑切成两半。火腿切片。葱、生姜拍松。将锅内放猪油烧热，投入葱、生姜煸出香味，烹入黄酒，兑入鸡汤，下入鱼肚、口蘑、火腿片，烧开后加入调料，改用小火炖 40 分钟左右，至熟烂，倒入汤盘即成。佐餐食用。

【功效主治】开胃补肾，抗癌防癌。适用于大肠癌等。

贞杞猪肝

【组成】女贞子 30g，枸杞子 35g，猪肝 250g，葱、生姜、植物油、酱油、糖、黄酒各适量。

【制法用法】女贞子、枸杞子洗净，装入纱布袋，扎紧袋口，加水煎煮 30 分钟，去纱布袋留药汁。猪肝洗净，用竹签刺猪肝小孔，下入药汁内，煮 1 小时后，捞出猪肝，切成薄片。锅烧热，放入植物油，油热至九成时，放葱、姜下锅煸香，再入猪肝片，烹黄酒，加酱油、糖、原汤（药汁）烧沸，用大火收汁，最后用淀粉勾芡，使汤汁透明即成。佐餐食用。

【功效主治】养肝补肾，滋阴补虚。适用于肝肾不足之大肠癌。

贞杞猪肝片

【组成】女贞子 30g，枸杞子 30g，猪肝 250g，调料适量。

【制法用法】将女贞子、枸杞子用水煎 30 分钟，加入用竹签刺过的猪肝，文火煮 30 分钟。加入调料，即可切片食用。佐餐食用。

【功效主治】滋补肝肾。适用于肝肾阴虚之肠癌。

木香黄连炖大肠

【组成】广木香 10g，黄连 6g，肥猪大肠 500g，生姜 6g，食盐、大蒜、花椒、葱段、味精各适量。

【制法用法】将猪大肠翻洗干净，广木香、黄连焙干研末，纳入猪大肠内，两头扎紧，放入砂锅内，加适量清水与生姜、食盐及调料等煨炖，至熟烂后去药渣，切成段，饮汤食肠。每日 1 剂，分 3 次食完，连续服食 7 天。

【功效主治】清热利湿，行气止痛。适用于肠癌。

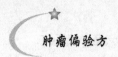

藕汁郁李仁蛋

【组成】郁李仁 8g，鸡蛋 1 枚，藕汁适量。

【制法用法】将郁李仁与藕汁调匀，装入鸡蛋内，湿纸封口，蒸熟即可。每日 2 次，每次 1 剂。

【功效主治】润燥滑肠，下气，利水。适用于肠癌。

黄芪炖瘦肉

【组成】黄芪 50g，大枣 10 枚，槐花 10g，附片 6g，猪瘦肉 150g，生姜 6g，调料各适量。

【制法用法】将猪瘦肉去筋膜，洗净切丝；余药布包，一同放砂锅内，加清水适量煎煮，先用武火烧沸，再用文火慢炖，至熟烂后，去药包，加入调味品调味服食。食肉饮汤。每日 1 剂，分 2 次食完，连续服食 7 日。

【功效主治】止血消肿、益气补虚。适用于肠癌患者。

第四节　中药外用偏验方

熏洗方

【组成】蛇床子、苦参各 30g，薄荷、雄黄、芒硝、大黄各 10g。

【制法用法】先将蛇床子、苦参、薄荷加水 1000ml，煮沸后加入大黄 10g 再熬 2min 后又将雄黄、芒硝放入盆中，倒入盆内搅拌，趁热气上冒之际蹲于盆上，熏蒸肛门处，待水变温则换为坐浴。每晚 1 次，3 个月为 1 个疗程。

【功效主治】活血通络。适用于肛管直肠癌。

生大黄热敷方

【组成】生大黄、大腹皮、延胡索、丹参、制附子、肉苁蓉各25g，当归、赤芍、生甘草各15g，蜈蚣2条。

【制法用法】上述药浓煎收膏，将药膏均匀地涂抹于纱布上，另包肉桂末涂于药膏上，以神阙穴为中心，敷于腹部，外用宽胶布固定，并用热水袋热敷。每日3次，2天换1次药。

【功效主治】清热利湿、解毒活血。治疗结肠癌术后肠梗阻。

红芽大戟外敷方

【组成】红芽大戟、血竭、松香、雄黄、白及、硇砂、煅石膏各15g，硼砂、红升丹、白降丹、白胡椒各5g，蟾酥2g。

【制法用法】以上各药共研细末，将药面混合备用，未溃者用香油或凡士林调成适量软膏外敷。隔日1换，溃烂者直接撒药面，日1次。

【功效主治】活血散结，消肿止痛。主治肠癌、肛门癌。

赤芍方

【组成】赤芍、桃仁、生香附、乌药各12g，乳香、红花各6g，阿魏4.5g。

【制法用法】共研细末。以蜂蜜调成糊状外敷痛处固定，每昼夜换药1次。

【功效主治】活血散结。结肠癌广泛转移。

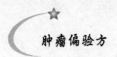

鸦胆子灌肠方

【组成】鸦胆子 15 粒，白及 15g，苦参、白头翁、徐长卿、乳香、没药各 30g。

【制法用法】诸药加水 1000ml 熬至 300~500ml，晾温后用空针抽取，由远侧造瘘口推入。隔日 1 次，3 个月为 1 个疗程。

【功效主治】活血通络。主治肛管直肠癌。

生大黄粉方

【组成】生大黄粉 9g。

【制法用法】加入盐水 140ml，保留灌肠。两日 1 剂。

【功效主治】消肿止痛。主治肠癌手术后大量便血。

槐花灌肠方

【组成】槐花 15g，鸦胆子 15g，皂角刺 10g，血竭 10g，白花蛇舌草 40g，生大黄 20g，败酱草 30g。

【制法用法】上药水煎，待温后保留灌肠 1~2 小时。每 7 日 1 次。

【功效主治】活血散结，消肿止痛。主治肠癌。

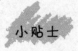
小贴士

大肠癌的饮食宜忌

1. 宜食品种

（1）多食含纤维素类的食物，注意保持排便通畅。

（2）应注意多食富含膳食纤维的蔬菜、水果，如菠菜、油菜、白菜、芹菜、韭菜和萝卜等蔬菜及水果等，以保持大便通畅，减少粪便中致癌物与结肠黏膜接触的时间。

（3）结肠癌向肠腔凸起，肠腔变窄时，就要控制膳食纤维的摄入，此时应给予易消化、细软的半流食品，如小米粥、浓藕粉汤，大米汤、粥、玉米面粥、蛋羹、豆腐脑等。

2.饮食禁忌

（1）避免高脂类食谱，如卵黄、动物油及动物内脏。

（2）减少食物中的脂肪和动物蛋白的摄入。可减少其分解产物的致癌物产生及致癌作用，以减少结肠癌发病的潜在危险。

（3）忌食生冷、辛辣等刺激性食物。

（4）忌烟、酒。

第七章 乳腺癌

乳腺癌是女性常见的恶性肿瘤之一，它严重危害妇女健康，全世界每年约有 120 万妇女发生乳腺癌，有 50 万妇女死于乳腺癌。其发病率占全身恶性肿瘤的 7%~10%。

中医称本病为"乳岩"、"奶岩"，"乳石痈"等。本病与卵巢功能失调，雌激素分泌亢进及遗传因素有关。临床表现常以乳腺肿块为首发症状。肿块部位以外上方较常见，质地坚韧，边界不甚清晰，单发者占绝大多数。早期无明显疼痛，晚期则疼痛较剧。如侵及皮肤，则乳房外形改变，皮肤呈橘皮样变，乳头内缩，或有血性渗出、癌症湿疹等改变。消瘦，贫血，恶病质等。中医认为多因忧思郁结而成。本病的潜伏期较长，肿瘤一经发现，发展有增无减。

本病的治疗仍以手术为主，应根据病情与病期的不同选择不同的手术方案。此外还有中医药物治疗和化疗、放疗、激素治疗、免疫治疗。

一、乳腺癌术前常见辨证分型证治

1. 肝郁气滞证

心烦易怒或情志抑郁不畅，胸闷胁胀，失眠健忘，阵阵叹息，乳房结块如石，胃纳欠佳，口苦咽干。舌暗红有瘀点，舌苔薄白或薄黄，脉弦滑。

2. 冲任失调证

乳肿结块，坚硬如石，推之不移，伴有腰膝背痛、膝软腿弱，女子月经不调，男子遗精阳痿。五心烦热，潮热汗出，舌淡少苔，脉象弦细或无力。

3. 瘀毒内阻证

乳房、腋下、胸锁乳突肌下有坚硬的肿块，皮下结节累累，甚则破溃，性情急燥易怒，胁肋攻窜刺痛，大便秘结，小便黄赤，舌暗红苔薄黄，脉弦滑数。

4. 气血两虚证

乳房结块溃烂，色紫黯，时流污水，臭气难闻，头晕耳鸣，形体消瘦，神疲乏力，少气懒言，心悸气短，面白无华，失眠盗汗，月经延期，量少色淡或闭经；唇舌色淡，舌苔薄白，脉细弱无力。

二、乳腺癌术后及化放疗期常见分型证治

1. 肝胃不和证

主症：痞满纳呆，食后腹胀或腹痛，恶心欲呕或呕吐，舌胖大，边有齿痕。

次症：嗳气频作，面色淡白或萎黄，疲倦乏力，大便溏薄或排便无力，舌质淡，苔腻，脉细弱。

2. 气血两虚证

主症：神疲懒言，声低气短，活动后上述症状加重，面白无

华或萎黄，舌淡，脉细弱无力。

次症：自汗、口唇、眼睑、爪甲色淡白，月经量少、延期或闭经，苔薄白。

3. 气阴两虚证

主症：神疲懒言，口燥咽干，舌红少津，少苔。次症：声低气短，自汗盗汗，潮热颧红。

4. 肝肾亏虚证

主症：头晕目眩，耳鸣，口燥咽干，腰膝酸软，五心烦热，舌红，苔少，脉细数。

次症：失眠多梦，脱发，爪甲变黑或不泽，形体消瘦，盗汗。

5. 脾肾两虚证

主症：食欲不振或食后腹胀，面色㿠白，气短乏力，形寒肢冷，腰膝酸软，舌质淡胖，苔白滑，脉沉迟无力。

次症：脱发，头晕目眩，小便频数而清或夜尿频，泄泻，完谷不化，粪质清稀。

6. 阴津亏虚证

主症：放射灶皮肤干燥，瘙痒，脱皮毛，口干舌燥喜饮，舌质红，无苔或少苔，脉细数。

次症：咽喉疼痛，虚烦难眠，小便短赤，大便秘结，形体消瘦。

7. 阴虚火毒证

主症：放射灶皮肤潮红、皲裂或溃疡、疼痛，口干舌燥喜饮，舌质红，无苔或少苔，脉细数。

次症：咽喉疼痛，牙龈肿胀，虚烦难眠，干咳少痰，口腔溃疡，小便短赤，大便秘结。

第一节 中药内服偏验方

当归人参饮

【组成】当归、人参、桔梗、川芎、枳壳、厚朴、白芷、苏叶、防风、乌药、槟榔各10g，官桂、木香各4g，甘草6g。

【制法用法】水煎服，日1剂。

【功效主治】益气健脾，活血化瘀。主治乳腺癌。

逍遥蒌贝散

【组成】白芍、瓜蒌、生牡蛎、山慈菇各12g，当归、柴胡、茯苓、白术、贝母各10g，半夏、南星各9g。

【制法用法】水煎2次。每日1剂，分服。

【功效主治】疏肝解郁，化痰散结。主治乳岩初期（初期乳腺癌）。

苗儿根贝母汤

【组成】苗儿根、蛇莓草、石见穿、铁菱角、大贝母、五爪龙、牛膝、半枝莲、凤尾草各10g，粉丹草3g。

【制法用法】水煎服，日1剂。

【功效主治】泻火解毒，攻坚破积。主治乳腺癌。

瓜蒌逍遥汤

【组成】瓜蒌30g，鹿角、茯苓、郁金、当归、白芍各15g，白术、柴胡、香附各 12g，生甘草 3g。

【制法用法】水煎服，每日 1 剂。

【功效主治】疏肝解郁，活血消肿。主治乳腺癌或乳腺癌病人的食欲不振，忧郁消瘦。

加味青皮甘草散

【组成】青皮、甘草、土贝母、山慈菇各 10g，蒲公英、夏枯草、天门冬各 15g，六神曲、焦山楂各 30g。

【制法用法】水煎服，每日 1 剂，分 2 次早晚服。

【功效主治】疏肝理气，补益脾肾，清热软坚。主治乳腺癌。

加味逍遥丸

【组成】白芍、当归、茯苓、白术、炙甘草各 10g，柴胡、丹皮、栀子各 6g，煨姜、薄荷少许。

【制法用法】水煎服，每日 1 剂，分 2 次早晚服。

【功效主治】舒肝理气，清热解毒。主治乳腺癌。

青栀四物汤加减

【组成】青皮、山栀各 9g，川芎 6g，白芍、生地、香附、茯苓、清半夏各 15g。

【制法用法】水煎服，每日 1 剂。

【功效主治】调经活血，健胃理脾。主治乳腺癌。

瓜蒌银蜂丸

【组成】全瓜蒌 30g，丹皮、银花、蜂房、蛇蜕、全蝎各 60g。

【制法用法】共研为细粉，水泛为丸，如绿豆大小。每次服

3g，1 日 3 次。黄芪煎水或开水送下。

【功效主治】舒郁解毒，消肿止痛。主治乳腺癌。

理气活血汤

【组成】当归、茯苓、大贝各 20g，川芎、香附各 15g，赤芍、红花、木香各 10g，青皮、生甘草各 5g，大枣 3 枚。

【制法用法】水煎服，每日 1 剂，分早晚 2 次服。

【功效主治】疏肝理气，活血化瘀。主治乳腺癌。

贝母人参香附饮

【组成】贝母、人参、香附、茯苓、陈皮、熟地、川芎、当归、白芍、白术各 12g，桔梗、甘草各 6g，生姜 3 片。

【制法用法】水煎服，每日 1 剂。

【功效主治】补益脾肾，扶正抗癌。主治乳腺癌。

二蟹丸

【组成】蟹壳 50g，山慈菇、蟹爪（带爪尖）各 100g。

【制法用法】共研细末，以蜜为丸。每丸重 10g，每次 2 丸，每日 3 次，温开水送下，饭后用。

【功效主治】软坚散结，抗肿瘤。主治乳腺癌。

枝莲汤

【组成】半枝莲 30g，六耳棱 30g，野菊花 30g。

【制法用法】水煎服，每日 1 剂。

【功效主治】清热解毒。主治乳房纤维瘤。

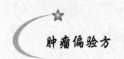

参苓术胡汤

【组成】熟地、当归各 30g，人参、茯苓、炒白术各 5g，柴胡、川芎、炒山楂、炒白药、炒甘草各 2.5g。

【制法用法】水煎服，每日 1 剂，分 2 次早晚服。

【功效主治】健脾益肾，疏肝理气。主治乳腺癌。

清肝解郁汤

【组成】当归、生地、白芍、川芎、陈皮、半夏各 8g，贝母、茯神、青皮、远志、桔梗、苏叶各 6g，生栀子、木通、甘草各 4g，醋香附 10g。

【制法用法】水煎加生姜 3 片。空腹日 1 剂。

【功效主治】活血行气，疏肝健脾。主治乳腺癌。

马钱蜂房方

【组成】马钱子、乳香各 0.1g，活蜗牛、露蜂房各 0.5g，全蝎 0.3g，蜈蚣 1.5g。

【制法用法】共研细末，水泛为丸。1 日剂量，分 3 次口服。

【功效主治】活血化瘀，通经散结。主治乳腺癌。

蟹壳散

【组成】生蟹壳数十个，黄酒适量。

【制法用法】蟹壳置瓦上焙干研末，黄酒送下。每次 2g，每日 2~3 次。

【功效主治】破瘀消积。主治乳腺癌。

鹿仙散结汤

【组成】鹿角霜、生牡蛎、瓦楞子各 15g，仙茅、淫羊藿、土贝母、郁金各 7.5g，山慈菇、全蝎、露蜂房、炙甘草各 5g。

【制法用法】水煎服。日 1 剂，分 2 次服。

【功效主治】温阳散结，化瘀解毒。主治乳腺癌。

益气祛邪汤

【组成】党参、黄芪、白术、茯苓、夏枯草、浙贝母、半枝莲、白花蛇舌草各 15g，山慈菇、莪术各 10g，露蜂房 6g。

【制法用法】加水复煎取汁。每日 1 剂，分 3 次于饭后服，4 周为 1 个疗程。

【功效主治】扶正祛邪，抗肿瘤。主治乳腺癌。

香砂六君子汤

【组成】广木香、砂仁各 5g，清半夏、陈皮、茯苓、白术、鱼腥草各 10g，生牡蛎、夏枯草各 15g。

【制法用法】水煎服。每日 1 剂。

【功效主治】化痰利湿，健脾益气。用于乳腺癌。

金银花甘花汤

【组成】丹参、金银花各 15g，草河车、苦参各 10g，桃仁 9g，红花、甘草各 6g，乳香、没药各 3g。

【制法用法】水煎服，每日 1 剂。

【功效主治】化瘀解毒。用于瘀毒型乳腺癌。

猫萎黄芪汤

【组成】猫爪草、蒲公英、全瓜蒌、黄芪各15g,山慈菇、重楼、生地黄各7.5g,玄参、当归各6g,刘寄奴、露蜂房各5g。

【制法用法】水煎服,每日1剂,分2次服。

【功效主治】解毒化瘀,扶正祛邪。主治乳腺癌。

六君子汤

【组成】木香、砂仁各5g,半夏、陈皮、茯苓、白术、鱼腥草各10g,生牡蛎、夏枯草各15g。

【制法用法】水煎服,每日1剂,分2次服。

【功效主治】健脾化痰,软坚散结。主治乳腺癌。

二至慈萎汤

【组成】女贞子、半枝莲、刘寄奴、龙葵各15g,旱莲草、生地黄、玄参、山慈菇、丹参、全瓜蒌各7.5g,山茱萸、海藻各5g。

【制法用法】水煎服,每日1剂,分2次服。

【功效主治】滋补肝肾,化痰逐瘀。主治乳腺癌。

解毒散结汤

【组成】山慈菇、石见穿、八月札、皂角刺各30g,八角金盘、露蜂房各12g,黄芪、丹参、赤芍各15g。

【制法用法】水煎服,每日1剂,分2次服。

【功效主治】化瘀散结,解毒消肿。主治乳腺癌。

女贞子汤

【组成】女贞子、金银花、丹参、陈皮、熟地黄各15g,茯苓、枸杞子、川石斛各 12g，太子参 9g。

【制法用法】水煎服，每日 1 剂，分 2 次服。

【功效主治】益气养阴，消肿散结。主治晚期乳腺癌。

活血消肿汤

【组成】金银花 15g，穿山甲、当归、桃仁、天花粉各 9g，防风、甘草、红花、乳香、没药、大贝母、皂角刺各 6g，白芷 4.5g。

【制法用法】水煎服，每日 1 剂，分 2 次服。

【功效主治】活血消肿，解毒散结。主治乳腺癌。

茯苓延胡索汤

【组成】茯苓、延胡索各 15g，穿山甲、乳香、露蜂房、重楼、蛇蜕各 9g，蜈蚣 2 条，参三七 3g，五灵脂（包）12g。

【制法用法】水煎服，每日 1 剂，分 2 次服。

【功效主治】理气活血，解毒散结。主治乳腺癌。

调神攻坚汤

【组成】紫苏子、党参、夏枯草、牡蛎、全瓜蒌、生石膏、陈皮、白芍各 20g，川椒 5g，甘草 6g，大枣 10 枚。

【制法用法】水煎服，每日 1 剂，分 2 次服。

【功效主治】疏肝理气，攻坚破瘀。主治乳腺癌。

二丹汤

【组成】当归、夏枯草各 45g，橘核 12g，白芷 9g，僵蚕、牡丹皮各 6g。

【制法用法】水煎，或水酒炖服。每日 1 剂。20~30 剂为 1 个疗程。

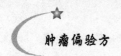

【功效主治】活血，化痰，消核。主治乳腺癌。

芪银瓜蒌汤

【组成】生黄芪、金银花、当归各30g，穿山甲、青皮、陈皮、甘草各9g。

【制法用法】水煎服，每日1剂，分2次服。

【功效主治】益气扶正，理气活血，解毒散结。主治乳头癌。

天花粉留行银花汤

【组成】天花粉、王不留行、金银花各9g。

【制法用法】水煎服，每日1剂。

【功效主治】养血解毒。治乳腺癌初起未溃破。

蜈蚣海马散

【组成】蜈蚣10g，穿山甲12g，海马10g。

【制法用法】上药焙干研末。每日服2次，每次服1g，黄酒送下。

【功效主治】活血，消核。治乳腺癌。

瓜蒌牡蛎方

【组成】瓜蒌、牡蛎、鳖甲、夏枯草、蒲公英、海藻各16g，柴胡、连翘各9g。

【制法用法】水煎服，温服，每日2次。

【功效主治】清热活血，消核。治乳房硬结（乳腺增生症，乳腺癌）。

熟地黄方

【组成】熟地黄、茯苓、桑寄生、夏枯草、半枝莲各 15g，柴胡、当归、瓜蒌、郁金各 6g，白术 7g。

【制法用法】水煎服，每日 1 剂。

【功效主治】益气通络，调补冲任。用于冲任失调型乳腺癌。

二黄参方

【组成】生地黄、黄芪、党参各 15g，茯苓、白术、白芍各 12g，当归 9g，赤芍、柴胡、青皮、木瓜各 6g。

【制法用法】水煎服，每日 1 剂，分 3 次服。

【功效主治】益气养血和血，理气解毒。治晚期乳腺癌破溃流血不收口者。

橘叶方

【组成】青橘叶 15g，青橘皮 15g，橘核 15g，白酒 250g。

【制法用法】将青橘叶、青橘皮和橘核置容器中，加入黄酒和水各 250g，煮成 200g，去渣即成。分 2 次温热饮用。

【功效主治】疏肝行气，化痰散结。适用于乳腺癌者。

第二节　术后、放化疗偏验方

益气活血汤

【组成】黄芪、益母草各 15g，当归、川芎、穿山甲、路路通各 7.5g，桃仁、红花、地龙各 5g。

【制法用法】水煎服，每日1剂，头煎口服，二煎洗局部，1个月为1个疗程。

【功效主治】益气活血，通络消肿。主治乳腺癌术后上肢水肿。

乳积方

【组成】王不留行、黄芪各15g，露蜂房、柴胡、山慈菇、八月札各7.5g，穿山甲5g。

【制法用法】水煎服，每日1剂。

【功效主治】活血，通络、消肿。减轻乳腺癌患者化疗的骨髓抑制毒副作用。

通脉活络汤

【组成】当归、赤芍、枳壳、陈皮、泽兰各12g，川芎、莪术、桃仁、茯苓皮、白术各15g，甘草6g。

【制法用法】水煎服，每日1剂，分早、晚2次温服，每日以煎后之药渣外敷患处。14天为1个疗程。

【功效主治】益气活血，通络消肿。乳腺癌术后淋巴水肿。

益血汤

【组成】鸡血藤15g，龟甲10g，黄芪、党参、当归、补骨脂、白术、茯苓、益智仁、淫羊藿各7.5g。

【制法用法】水煎服，每日2次，早晚饭后30分钟服用。

【功效主治】益气补肾，通络消肿。减轻乳腺癌患者化疗后骨髓抑制。

参芪蛇莲汤

【组成】黄芪、沙参、鱼腥草、蒲公英、夏枯草各 15g，党参、山楂各 10g，白术、天冬、半边莲各 7.5g。

【制法用法】水煎服，每日 1 剂，分 2 次服，于乳腺癌手术后 1 周开始服用。

【功效主治】益气扶正，解毒抗癌。主治乳腺癌根治术后放疗、化疗者。

芪莲蛎方

【组成】生黄芪、半枝莲、煅牡蛎、蒲公英各 15g，生地黄、金银花、夏枯草、生何首乌各 8g，金橘叶、赤芍、白芍各 5g，当归、炙甘草各 3g。

【制法用法】水煎服，每日 1 剂。

【功效主治】解毒抗癌。乳腺癌转移。

第三节　食疗偏方

一、粥类偏方

蒲公英粳米粥

【组成】蒲公英 20g，粳米 50g。

【制法用法】蒲公英洗净，捣碎，置锅中，加清水 1000ml，加粳米，急火煮开 5 分钟，改文火煮 30 分钟，成粥。趁热服用，每日 1 剂。

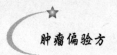

【功效主治】清热、解毒、调中。适用于乳腺癌患者。

木耳银耳米粥

【组成】木耳 20g，银耳 20g，粳米 50g。

【制法用法】银耳、木耳洗净拽碎，置锅中，加清水 500ml，加粳米，急火煮开 5 分钟，文火煮 30 分钟，成粥。趁热服用，每日 1 剂。

【功效主治】调补气血、祛痰利湿。适用于乳腺癌患者。

菱角薏米粥

【组成】菱角 15g，紫草根 15g，白果 15g，薏苡仁 30g，蜂蜜适量。

【制法用法】紫草水煎取汁；菱角、白果去核，同薏苡仁同煮为粥，临熟加入蜂蜜调匀。趁热服用，每日 1 剂。

【功效主治】清热利湿。适用于乳腺癌患者。

青皮山楂粥

【组成】青皮 10g，生山楂 30g，粳米 100g。

【制法用法】将青皮，山楂分别洗净，切碎后一起放入砂锅中，加适量水，浓煎 40 分钟，用洁净纱布过滤，取汁待用。将粳米淘洗干净，放入砂锅中，加适量水，用小火煨煮成稠粥，粥将成时，加入青皮、山楂浓煎汁，拌匀，继续煨煮至沸，即成。早、晚分 2 次食。

【功效主治】活血化瘀。适用于乳腺癌的辅助食疗。

芦笋粳米粥

【组成】鲜芦笋 30g，粳米 50g。

【制法用法】先把芦笋洗净加水煎煮去渣，后入粳米共煮为稀粥。早、晚分 2 次食。

【功效主治】清热降气。适用于乳腺癌伴胸胁痛、口干者。

菜花绿豆粥

【组成】菜花 30 朵，绿豆 40g，大米 100g，白砂糖适量。

【制法用法】绿豆淘净，用温水浸泡 2 小时；菜花择洗干净，掰成小朵；大米淘净，用清水浸泡 30 分钟。锅中倒入约 1500ml 清水，放入绿豆，大火煮至豆开，下入大米，煮沸后改用小火熬煮，待绿豆和大米熟烂，加入菜花，翻拌几下，煮熟，加入白砂糖调味即成。佐餐食用。

【功效主治】清热解毒。适用于乳腺癌等患者。

白萝卜粥

【组成】白萝卜、大米各 100g，薏苡仁 30g，白砂糖适量。

【制法用法】白萝卜、洗净，去皮，切块；薏苡仁、大米分别淘净。锅中放入白萝卜、大米、薏苡仁，加适量水，大火烧沸，改用小火煮 35 分钟，加入白砂糖，搅匀即成。每日 1 次，每次吃粥 100g。

【功效主治】除湿消积、抑制癌细胞增殖。适用于乳腺癌等患者。

山药白萝卜饼

【组成】白萝卜、面粉各 250g，山药 30g，猪瘦肉 100g，姜

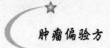

末、葱末、盐、植物油各适量。

【制法用法】山药研成粉；白萝卜洗净，切丝；猪瘦肉洗净，剁成末。锅内放植物油烧热，下入白萝卜丝，炒至五成熟，捞出备用。取一碗，加山药粉、白萝卜、姜末、葱末、盐、猪瘦肉，拌匀成白萝卜馅。取一盆，放入面粉，加适量水，和成面团，揪出剂子，擀成薄片，包入白萝卜馅，制成小饼。平底锅放植物油烧热，放入饼，烙熟即成。每日1次，每次吃饼100g。

【功效主治】健胃、理气、消食、杀灭癌细胞。适用于乳腺癌等患者。

黄芪粥

【组成】生黄芪30g，桂圆肉30g，枸杞子15g，糯米30g，陈皮5g。

【制法用法】瘦肉适量洗净，鸡内金15g，洗净，晾干研细末，把生黄芪、瘦肉放入锅内，加清水1000ml，文火煮20分钟，去黄芪留瘦肉后放入桂圆肉30g，枸杞子15g，煮30分钟，再放入糯米，鸡内金末煮成粥。分早、晚2次服用，食粥后再食金橘饼。

【功效主治】补气升阳、利水消肿。适用于乳腺癌化疗前后者。

紫草菱角蜜粥

【组成】紫草、菱角、白果各15g，薏苡仁30g，蜂蜜适量。

【制法用法】将紫草煎汤去渣，加入菱角、薏苡仁、白果煮熟成粥，再调入蜂蜜。食粥，1日1剂，经常服用。

【功效主治】清热解毒，凉血散结。适用于乳腺癌等。

当归川芎粥

【组成】当归 15g，川芎 15g，大米 100g。

【制法用法】将当归、川芎洗净，切片，装入纱布袋中，扎紧袋口，与淘净的大米同入锅中，加水适量，用小火煮成稠粥，粥成时取出药袋即成。早晚餐食用。

【功效主治】活血化瘀，行气抗癌，散结消肿。适用于乳腺癌。

八月札白参粥

【组成】八月札 20g，白参片 3g，大米 60g。

【制法用法】将八月札洗净，切碎，装入布袋中，与白参片、淘洗干净的大米同入锅中，加水适量，大火煮沸，改小火煮成稠粥即成。早晚餐食用。

【功效主治】疏肝理气，活血散瘀，扶正抗癌。适用于气滞血瘀型乳腺癌。

当归黄芪粥

【组成】当归、炙黄芪各 10g，大米 250g，白糖 15g。

【制法用法】将当归、炙黄芪加水煎取药汁，加入白糖溶化成药糖液，备用。另将大米淘净，加适量水煮，待米快熟时加入药糖液，再续煮至熟。早晚餐食用。

【功效主治】补气养血，增强免疫。适用于乳腺癌等肿瘤手术患者。

桃仁二花粥

【组成】桃仁 10g，红花 6g，金银花 15g，半枝莲 30g，大米

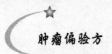

150g，冰糖适量。

【制法用法】将桃仁、红花、金银花、半枝莲一并放入砂锅中，加适量清水煎煮，煮沸约 30 分钟后，过滤去渣取汁备用；将大米洗净置锅中，加清水适量，先用大火煮沸后，再用小火慢煮，待粥熟后，倒入药汁与冰糖，再稍煮即成。每日 1 剂，分 3 次服完，连续食用 7 剂。

【功效主治】活血化瘀，解毒抗癌。适用于乳腺癌。

参芪大枣粥

【组成】党参 30g，黄芪 20g，大枣 15 枚，大米 100g，红糖 20g。

【制法用法】将党参、黄芪分别洗净，切片后同放入砂锅，加水浓煎 2 次，每次 30 分钟，合并 2 次滤汁，备用。将大枣、大米淘洗干净，入锅，加党参、黄芪煎汁及清水适量，并兑入红糖，按常法煮成米粥。早晚餐食用。

【功效主治】益气健脾，升白细胞。适用于乳腺癌放化疗者。

二、汤类偏方

大枣陈皮汤

【组成】陈皮 20g，大枣 20 枚。

【制法用法】陈皮、大枣洗净，同置锅中，加清水 500ml，煮沸 20 分钟，去渣取汁，服用。每日 1 剂。

【功效主治】行气化痰、温补中气。适用于乳腺癌患者。

鹅血佛手汤

【组成】鹅血块 250g，佛手 20g。

【制法用法】佛手洗净，切成片，置锅中，加清水 500ml，煮沸 5 分钟，去渣取汁，加清水 200ml，加鹅血块，加黄酒、食盐少许，煮后即可食用。每日 1 剂。

【功效主治】理气止痛，活血通络。适用于乳腺癌患者。

海藻汤

【组成】海藻 50g。

【制法用法】海藻洗净，切段，置锅中，加清水 500ml，煮 20 分钟，即可服用。每日 1 剂。

【功效主治】软坚化结。适用于乳腺癌患者。

瘦肉银耳汤

【组成】燕窝 20g，银耳 20g，瘦肉 50g。

【制法用法】瘦肉洗净，切成小块，置锅中，加清水 1000ml，加燕窝、银耳，急火煮开，去浮沫，加黄酒、食盐、文火煮 20 分钟，调味后即可服用。每日 1 剂。

【功效主治】补气益血。适用于乳腺癌患者。

海参香菇木耳肉汤

【组成】海参 30g，香菇 15g，木耳 5g。

【制法用法】将上述材料用水洗净泡开，猪肉汤将海参煨烂，然后用油炒熟香菇、木耳倒入海参，浇上肉汤配少许作料即可食用。每日 1 剂。

【功效主治】补虚、养血、和胃。适用于乳腺癌手术后体质虚弱者。

海带豆腐汤

【组成】海带 60g，豆腐适量。

【制法用法】将上述材料与水煎汤。经常食用。

【功效主治】软坚散结、健脾开胃。适用于乳腺癌。

紫菜淡菜汤

【组成】紫菜 15g，淡菜 60g。

【制法用法】加水同煨，熟时吃肉饮汤。每日 1 剂。

【功效主治】清热解毒、软坚散结。适用于乳腺癌肿块疼痛者。

绿豆白菜汤

【组成】白菜 250g，绿豆 50g，盐、味精各适量。

【制法用法】绿豆淘净；白菜洗净，切块。砂锅内放入绿豆，加适量水，大火烧沸，改用小火煮 30 分钟，加入白菜、盐、味精，煮 5 分钟即成。佐餐食用。

【功效主治】清热解毒、消肿止痛。适用于乳腺癌等症。

灵芝香菇瘦肉汤

【组成】灵芝 10g，百合 15g，水发香菇 30g，瘦猪肉 300g，植物油、精盐、味精、葱花各适量。

【制法用法】将香菇洗净，切成条状；猪肉洗净切成肉丝。将灵芝放入砂锅中，加水 2500ml，用大火煮沸后，改用小火煮 30 分钟，至药汁 2000ml，去灵芝，加入香菇、百合、瘦肉煮成汤，再煮 20 分钟，加入植物油、精盐、味精、葱花即成。每日 1 剂，

1 次食完，连食 3~5 日。

【功效主治】补益气血，解毒安神。适用于乳腺癌。

灵芝猪排骨汤

【组成】灵芝粉 10g，猪排骨 400g，植物油、精盐、米酒、葱花各适量。

【制法用法】将排骨洗净砍成块；葱花洗净切细。将排骨放入锅中，加植物油炒片刻，加入米酒翻炒后，加水适量煮汤，汤沸后加灵芝粉，用小火煮 20 分钟，再放植物油、精盐、葱花调味即成。每日 1 剂，1 次食完，连食 5~7 日。

【功效主治】健脾养血，解毒抗癌。适用于乳腺癌患者手术后或放疗化疗中。

枸杞灵芝腐丝汤

【组成】枸杞子 20g，灵芝 15g，豆腐皮 2 张，水发香菇 30g，番茄 60g，猪排骨汤 1000ml，植物油、精盐各适量。

【制法用法】将灵芝研粉；豆腐皮在热水中浸软，捞出切丝；水发香菇去蒂切细丝；番茄切片。将砂锅放在大火上，放猪排骨汤煮沸，再放灵芝、豆腐皮丝、枸杞子、番茄、香菇丝、植物油、精盐煮熟即可。经常食用。

【功效主治】健脾养胃，扶正抗癌。适用于乳腺癌，症见不思饮食等。

海带枸杞猪排骨汤

【组成】海带 200g，猪排骨 250g，枸杞子 20g，米酒、植物油、精盐、味精、胡椒粉各适量。

【制法用法】海带用清水泡发，洗净，切碎；猪排骨洗净，砍成小块。将锅置大火上，放植物油煮冒烟时，放排骨、海带翻炒数下，加入米酒、精盐、味精、胡椒粉同炒片刻，加清水适量，再加入枸杞子，用小火煲熟即可。经常食用。

【功效主治】补益气血，软坚散结。适用于乳腺癌患者手术后或放疗化疗者。

莲山猪肠汤

【组成】猪肠 500g，莲子 75g，山药 80g，薏苡仁 40g，芡实 25g，茯苓 10g，精盐适量。

【制法用法】将猪肠除去油脂，洗净，翻过来，用精盐洗净肠液，再用沸水烫洗。将洗净的猪肠放入砂锅中，加入山药、茯苓、莲子、薏苡仁、芡实及清水适量，用大火煮沸后，改用小火煮至猪肠烂熟，加精盐调味即可。每日 1 剂，1 次或分 2 次食完，连食 5~7 日。

【功效主治】健脾止泻，促进食欲。适用于乳腺癌手术后糊状大便者。

百合鸡蛋汤

【组成】百合 50g，鸡蛋 1 枚，白糖 25g。

【制法用法】百合浸泡过夜捞出，放入锅中，加水适量煮沸，打入鸡蛋，搅匀再煮沸，加白糖即成。每日 1 次，喝汤吃蛋，连服 7 日。

【功效主治】润肺止咳。适用于乳腺癌。

海藻黄芪汤

【组成】海藻 40g，黄芪 20g。

【制法用法】二味洗净，加水适量，煎汁。喝汤吃海藻。每日 1 剂，分 3 次服。

【功效主治】补气生肌，健脾利水。适用于乳腺癌气短、汗出等症。

玉米橘核羹

【组成】玉米粒 100g，橘核 10g，丝瓜络 50g，鸡蛋 1 个。

【制法用法】玉米粒煮烂。橘核研成粉。丝瓜络煮水，加入玉米、橘核粉，再煮沸，打匀生鸡蛋下汤中，勾芡，加糖，即成。每日随意食用。

【功效主治】通经散结。适用于乳腺癌。

猪殃殃红糖汤

【组成】猪殃殃（锯锯草）30g，红糖适量。

【制法用法】将猪殃殃水煎，加红糖。每日 3~6 次，可长期服用。

【功效主治】清热解毒，利水消肿。主治乳腺癌。

三、茶饮类偏方

天门冬茶

【组成】天门冬 8g，绿茶 2g。

【制法用法】将天门冬拣杂，洗净，晾干或晒干，切成饮片，与绿茶同放入杯中，用沸水冲泡，加盖闷 15 分钟即可饮用。当茶，频频饮服，一般可冲泡 3~5 次，天门冬饮片可同时嚼食。

【功效主治】养阴清火，生津润燥。适用于早期乳腺癌。

佛手百合饮

【组成】佛手 20g，百合 30g。

【制法用法】百合、佛手分别洗净，置锅中，加清水 500ml，急火煮开 3 分钟，改文火煮 20 分钟，去渣取汁。每日 1 剂，分次饮用。

【功效主治】清热解郁、理气止痛。适用于乳腺癌患者。

桃昆布饮

【组成】桃仁 20g，昆布 20g。

【制法用法】昆布、桃仁洗净，置锅中，加清水 500ml，急火煮开 5 分钟，改文火煮 30 分钟，去渣取汁。每日 1 剂，分次饮用。

【功效主治】活血化瘀、软坚散结。适用于乳腺癌患者。

代代花陈皮饮

【组成】代代花 5g，陈皮 20g。

【制法用法】陈皮、代代花分别洗净，置杯中，开水冲泡。代茶服用。

【功效主治】疏肝解郁、活血通经。适用于乳腺癌患者。

青橘叶皮核饮

【组成】青橘叶、青橘皮、橘核各 25g，黄酒适量。

【制法用法】以黄酒与水各半合煎。每日 2 次温服。

【功效主治】消坚破滞。适用于乳房起核及乳腺癌初起患者。

天冬绿茶饮

【组成】天冬 10g，绿茶 1g。

【制法用法】沸水冲泡后饮用。每日 2 次温服。

【功效主治】润燥止渴、清热化痰。适用于乳腺癌伴口干、咳嗽者。

五味银叶大枣蜜

【组成】银杏叶 500g，五味子 250g，大枣 50 枚，蜂蜜、冰糖各适量。

【制法用法】银杏叶洗净，切末；大枣洗净，去核；五味子洗净。锅中放入大枣、五味子、银杏叶，倒入适量清水，浸泡 2 小时后中火煎沸，改用小火煎 1 小时，滤出头汁，再加清水适量，煎 1 小时，滤出汁。砂锅内倒入头汁、二汁，小火煎半小时，加入蜂蜜，冰糖，熬煮 30 分钟，关火，冷却即成。每日 2 次，每次 2 匙，饭后开水冲服，3 个月为 1 个疗程。

【功效主治】通利血脉、软坚润燥。适用于乳腺癌患者。

牛奶西红柿

【组成】西红柿 250g，牛奶 200ml，鸡蛋 3 个，干淀粉、盐、白砂糖、胡椒粉、植物油各适量。

【制法用法】西红柿洗净，切块；牛奶加入干淀粉调成奶汁；鸡蛋煎成荷包蛋。锅中倒入奶汁煮沸，下入西红柿、荷包蛋煮片刻，加入盐、白砂糖、植物油、胡椒粉，调匀即成。佐餐食用。

【功效主治】健脾和胃、益气养血、补益虚损。适用于乳腺

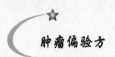

癌等症。

插酒饮

【组成】青橘皮、青橘叶、橘核各15g，黄酒适量。

【制法用法】以上三味与黄酒加水合煎。1日2次，温服。

【功效主治】行气，散结，消积。主治乳腺癌初期。

金橘饮

【组成】橘叶30g，橘皮20g，橘核20g，橘络10g。

【制法用法】将橘叶、橘皮、橘核、橘络分别拣杂，洗净，晾干或晒干，再将橘叶、橘皮切碎，橘核敲碎，与橘络同放入砂锅，加水适量，浸泡片刻，煎煮30分钟，用洁净纱布过滤，去渣，取滤汁放入容器即成。早晚2次分服。

【功效主治】舒肝理气，解郁抗癌。适用于乳腺癌初起未溃者。

夏枯草天门冬饮

【组成】夏枯草20g，天门冬15g，蜂蜜15g。

【制法用法】将夏枯草、天门冬洗净，入锅，加水适量，煎煮2次，每次30分钟，合并滤液，待药液转温，调入蜂蜜即成。上下午分服。

【功效主治】清肝解郁，散结抗癌。适用于乳腺癌。

蒲公英元胡饮

【组成】蒲公英30g，元胡30g，夏枯草30g，川楝子20g，白芷10g，蜂蜜30g。

【制法用法】将蒲公英、元胡、夏枯草、川楝子、白芷分别拣杂，晒干或烘干，切碎或切成碎小段，一同放入砂锅，加水浸泡片刻，煎煮 30 分钟，用洁净纱布过滤，去渣，收取滤汁放入容器，待其温热时，兑入蜂蜜，拌匀即成。早晚 2 次分服。

【功效主治】清热解毒，行气止痛。适用于乳腺癌患者。

四、菜肴类偏方

拌菜花

【组成】菜花 450g。

【制法用法】洗净，切成小块，用开水烫一下，再用凉开水过凉，沥干水分，加入适量调料食用即可。佐餐食用。

【功效主治】防癌抗癌。适用于乳腺癌患者。

黄鱼脊翅

【组成】黄鱼脊翅 10 条，陈酒适量。

【制法用法】将黄鱼脊翅贴在石灰壁上，勿令沾水，越久越好。用时火炙为末。每服 10g，每日 2 次，陈酒送服，可连续服用 1 个月。

【功效主治】健胃消食、滋阴润燥、气血双补。适用于早期乳腺癌患者。

海米油菜

【组成】油菜 250g，海米 70g，盐、味精、葱丝、姜丝、高汤、水淀粉、植物油各适量。

【制法用法】油菜洗净，切段。海米洗净，用清水浸泡 10 分钟。炒锅放植物油烧热，放入葱丝、姜丝爆香，下海米翻炒，加入油菜炒匀。加入高汤、盐、味精，大火收汁，用水淀粉勾芡即可。佐餐食用。

【功效主治】补血、催乳、防癌。适用于乳腺癌血虚者。

枸杞炖乌鸡

【组成】枸杞子 20g，桂圆肉 15g，菱角、荸荠各 50g，白条乌鸡 1 只，料酒、姜片、葱段、盐、味精各适量。

【制法用法】乌鸡洗净；枸杞子、桂圆肉分别洗净，装入乌鸡腹内；菱角洗净，切半；荸荠洗净，去皮，切半。炖锅内放入乌鸡、菱角、荸荠、料酒、姜片、葱段、适量水，大火烧沸，改小火炖 50 分钟，放入盐、味精调味即成。每日 1 次，每次吃鸡肉 80g，佐餐食用。

【功效主治】补肝肾，消癌肿。适用于乳腺癌患者。

木耳炒肉片

【组成】水发木耳 30g，猪瘦肉 150g，芹菜 30g，姜片、葱段、料酒、盐、味精、植物油、水淀粉各适量。

【制法用法】木耳去蒂，撕成瓣状；芹菜洗净，去叶，切段；猪瘦肉洗净，切成薄片。取一碗，加入盐、味精、水淀粉调匀，放入猪瘦肉上浆。炒锅放植物油烧至六成热，下入姜片、葱段爆香，放入木耳、猪肉、料酒翻炒，待肉变色时，加入芹菜炒至断生，加入盐、味精，炒匀即成。每日 1 次，每次吃木耳、猪瘦肉 100g，佐餐食用。

【功效主治】补气血、消癌肿。适用于乳腺癌患者。

双耳煮豆腐

【组成】水发木耳、水发银耳各 10g，豆腐、小白菜各 100g，鸡油、盐、味精、姜片、葱段各适量。

【制法用法】银耳、木耳分别洗净，去蒂，撕成瓣状；豆腐洗净，切块；小白菜洗净，切段。锅内放入木耳、银耳、姜片、葱段、豆腐、适量水，大火烧沸，改小火炖煮 25 分钟，放入盐、味精、鸡油搅匀，放入小白菜煮沸即成。每日 1 次，每次吃木耳、银耳、小白菜、豆腐 100g，佐餐食用。

【功效主治】清热解毒、散结消肿。适用于乳腺癌患者。

西红柿豆腐羹

【组成】西红柿、豆腐各 200g，毛豆仁 50g，高汤、植物油、盐、味精、胡椒粉、水淀粉、白砂糖各适量。

【制法用法】西红柿洗净，去皮，切碎，下油锅煸炒成酱，加盐、白砂糖、味精，炒匀后备用；豆腐切片，焯水后沥干；毛豆仁洗净。锅中放植物油烧热，放入高汤、毛豆仁、盐、白砂糖、味精、胡椒粉、豆腐片，烧沸入味，用水淀粉勾芡，下西红柿酱汁，调匀即成。佐餐食用。

【功效主治】健脾补胃、益气和中。适用于乳腺癌患者。

皂角刺煨老母鸡

【组成】皂角刺 120g，老母鸡 1 只。

【制法用法】将老母鸡宰杀，去毛及内脏，洗净，用皂角刺戳满鸡身，放入锅中，加水适量，用小火煨烂，去皂角刺即成。食肉喝汤。2~3 日食 1 只鸡，连食 5~7 日。

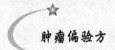

【功效主治】解毒排脓，活血消肿。适用于乳腺癌瘘管形成脓液。

灵芝枸杞煮牛肉

【组成】枸杞子 15g，木灵芝 10g，牛肉 200g，葱、蒜、胡椒粉、姜、植物油、精盐各适量。

【制法用法】把牛肉洗净切片；枸杞子、木灵芝洗净。把枸杞子、木灵芝放入砂锅中，加清水适量煮沸，加入牛肉煮熟，再加入葱、姜、胡椒粉、蒜煮沸片刻，捞出灵芝，加精盐、植物油调味即可。每日 1 剂，1 次食完，连食 3~5 日。

【功效主治】滋阴养血，扶正抗癌。适用于乳腺癌。

药汁煮鲫鱼

【组成】橘叶 6g，郁金、香附、当归、白芍各 10g，丝瓜络 15g，大活鲫鱼 1 条，植物油、精盐各适量。

【制法用法】前六味药煎汤去渣，加入洗净鲫鱼煮熟，油盐调味。食鱼喝汤。每日 1 剂，15~20 天为 1 个疗程。

【功效主治】理气解郁，扶正抗癌。适用于乳腺癌患者。

黄芪炖蛇肉

【组成】蛇肉 1000g，黄芪 30g，续断 20g，生姜 30g，黄酒 20g，熟猪油 30g，葱 12g，盐 1g，胡椒粉 1g。

【制法用法】蛇肉洗净，切成 3cm 长、2cm 宽的小片。黄芪、续断洗净，清水浸泡 1 小时。铁锅烧热，入猪油烧开后，下蛇肉翻炒，烹入黄酒，然后将蛇肉倒入砂锅内，加黄芪、续断、生姜片、葱段、精盐，加水适量，煮沸后小火炖 1 小时，加入胡椒粉，拣去葱、生姜即成。吃肉喝汤，每日 1 次。

【功效主治】祛风湿，补虚通络，下乳抗癌。适用于乳腺癌患者。

第四节　中药外用偏验方

蒲公英敷贴方

【组成】蒲公英鲜品适量。

【制法用法】上药捣烂，外敷患处。每天换 1 次药。

【功效主治】解毒排脓，活血消肿。适用于乳腺癌瘘管形成脓液。

黄柏土黄连洗敷方

【组成】黄柏 30g，土黄连 30g。

【制法用法】上药煎水外洗或冷湿敷患处。每天换 1 次药。

【功效主治】解毒、活血、消肿。适用于乳腺癌。

二制药外敷方

【组成】制乳香、制没药各适量。

【制法用法】上 2 药等份，共研极细末消毒后备用。用时将药粉撒于患处，外敷生肌玉红膏或红油膏。

【功效主治】解毒、活血、消肿。适用于乳腺癌患者。

乳没膏

【组成】乳香 60g，没药 60g，五倍子 60g，鸦胆子（去壳）

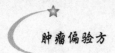

20g，醋 1250g。

【制法用法】将以上诸药捣烂合醋，慢火熬成膏，摊于布上外敷。每 2 天换 1 次药。

【功效主治】活血消肿，止痛。主治乳腺癌坚硬兼疼痛不止者。

壁虎鸡蛋

【组成】新鲜鸡蛋 1 枚，壁虎 1 条，冰片少许。

【制法用法】将壁虎纳入鸡蛋内（将蛋打一小孔），用纸封固，置瓦片上火煅存性，加冰片研细末，放膏药上贴患处。每天换 1 次药。

【功效主治】散结止痛。主治乳腺癌。

芙蓉士林膏

【组成】木芙蓉叶，凡士林。

【制法用法】以木芙蓉叶粉末用凡士林调制 25% 的软膏，涂擦于癌肿创面。每日 1~2 次。

【功效主治】凉血解毒，消肿止痛。主治乳腺癌。

蛤蟆膏

【组成】癞蛤蟆 1 只，花椒 200g，醋 1000g。

【制法用法】上述各味共熬成膏，外贴患处，中间留一小孔。每日 1~2 次。

【功效主治】止痛消肿，解毒开窍。主治乳腺癌。

黄麻叶水

【组成】黄麻叶适量。

【制法用法】将其捣烂，外敷患处。每2天换1次。

【功效主治】理气止血，排脓生肌。主治乳腺癌溃破不敛突出者。

蟾皮膏

【组成】鲜蟾皮。

【制法用法】外敷（外皮贴于患处）。每日1换。

【功效主治】止痛，消肿。主治乳腺癌。

消痛膏

【组成】山慈菇30g，土贝母30g，五味子（瓦上炙透）30g，独活30g，生香附30g，生南星15g，生半夏15g。

【制法用法】上药共研细末，用醋调成糊状，摊贴在肿块上，药膏摊贴范围略大于肿块，然后用胶布固定。24小时换药1次。

【功效主治】解毒消肿，化痰散结。主治乳腺癌疼痛。

壁虎油

【组成】壁虎2条，香油适量。

【制法用法】将壁虎浸于香油中两个半月，用时用棉球沾油涂患处。1日换药1次。

【功效主治】散结止痛，祛脓。主治乳腺癌溃破不敛症突出者。

季芝鲫鱼膏

【组成】鲫鱼1条，山药120g，麝香0.5g。

【制法用法】将鲫鱼、山药先煮捣烂如泥，先将麝香涂在肿块上疼痛部位，外敷贴鲫鱼山药泥，外用固定。每天换药1次。

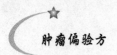

【功效主治】散结止痛，养阴益气。主治乳腺癌疼痛。

乳康贴

【组成】穿山甲、乳香、没药、当归、黄柏、大黄、蟾酥、鹿角、皂刺、珍珠粉、冰片。

【制法用法】制成乳剂、粉剂，直接涂抹或撒于疮面。每天换药 1 次。

【功效主治】解毒开窍，活血化瘀。主治早期乳腺癌。

仙人掌汁

【组成】仙人掌 60g，血见愁根 60g，大蒜 20g，山慈菇 30g。

【制法用法】将药物捣烂，外敷患处。每天换药 1 次。

【功效主治】清热解毒、散瘀消肿。适用于乳腺癌患者。

核桃三七方

【组成】甘遂 500g、青核桃枝、（核桃树先入煎去毒）、参三七 3500g。

【制法用法】上药加水 15L，中火煎熬，煎至药渣无味，滤液去渣，用铜锅浓缩成膏，盛瓷器内，加冰片少许，密封高压消毒。以布剪成圆形，涂膏贴于患处，胶布固定，48 小时换药 1 次。

【功效主治】消肿散结，拔毒止痛。主治乳腺癌。

化瘀膏

【组成】青核桃枝 150g，三七 15g，甘遂 25g，冰片少许。

【制法用法】上药加水 1000g，中火煎熬，煎至药渣无味，滤液去渣，用铜锅浓缩为膏，盛瓷器内，加冰片少许，密封高压消毒备用。将棉布剪成圆形，敷膏贴于患处，再以胶布固定即可，隔48小时换药1次。

【功效主治】软坚化瘀，拔毒止痛，祛腐生肌，消肿抗癌。主治乳腺癌以及乳腺纤维瘤、乳腺增生等。

蟾皮麝香散

【组成】干蟾皮、麝香各1.5g。

【制法用法】上药研细，以香油合。调敷患处。

【功效主治】消肿散结，拔毒止痛。治乳腺癌初起未溃破。

当归赤芍糊

【组成】当归、赤芍各12g，红花4g，生香附15g，制乳香、川芎各6g，芥子9g。

【制法用法】诸药共研细末，加蜂蜜及适量麦粉，调成糊状，敷骨盆疼痛处，纱布固定。每24小时换药1次。

【功效主治】清热凉血、散瘀消肿。乳腺癌术后骨盆、胸腔转移。

小贴士

乳腺癌饮食宜忌

1.宜食品种

（1）宜多吃具有增强免疫、抗乳腺癌作用的食物，如虾、蛇肉、青鱼、海马、山药、海参、芦笋、香菇等。

（2）宜多吃具有清热解毒、软坚散结作用的食物，如绿豆、蟹、牡蛎、薏苡仁、丝瓜、荸荠等。

2. 饮食禁忌

（1）戒烟、酒，忌咖啡、辣椒、桂皮等辛辣刺激性食物。

（2）忌肥腻、油煎、霉变、腌制食物。

（3）不吃陈旧变质的食物。

（4）少吃熏、烤、腌泡、油炸的食物。

第八章 膀胱癌

膀胱癌是泌尿生殖系统常见的恶性肿瘤，男性发病率约为女性的 3~4 倍，年龄以 51~70 岁为多。膀胱癌早期无特殊表现，往往以小便常规检查发现红细胞而引起重视，无痛性血尿间歇发作是膀胱癌最常见的起始症状，多数为肉眼血尿，常可见尿中有腐肉样物质排出或排尿突然中断，甚至出现尿潴留、发热、寒战、腰痛、下肢浮肿、盆腔疼痛、下腹部包块进行性增大，此外还可出现口干舌燥、消瘦、贫血等症状。当肿瘤浸润输尿管口时，可引起肾盂积水、输尿管扩张、尿闭、肾功能衰竭或尿毒症。

中医学认为本病属"溺血"、"血淋"等范畴，其发病机制是由于外感湿热之邪下注膀胱，或风邪外袭小肠、心火移于小肠，致膀胱气化不利，湿毒瘀积，结于膀胱而成；亦可因素体脾肾不足，饮食内伤，水湿不化，痰积成毒，毒热结聚于膀胱而致病。

膀胱癌中医辨证分型

1. 肾气虚弱型证候

小便不通，或滴滴不畅，排出无力，腰痛乏力，舌质淡，苔

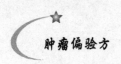

薄白，脉细。

2. 脾气虚弱型证候

小便欲解而不得出，或量少而不爽利，血尿，肢体倦怠乏力，肌肉消瘦，大便溏泄，纳呆乏味，气短言微，舌质淡，苔白，脉沉无力。

3. 脾肾两虚型证候

腰痛、腹胀、腰腹部肿块，血尿，纳差，呕吐恶心，消瘦，面色白，虚弱气短，舌质淡，苔薄白，脉沉细无力或弱。

4. 肝郁气滞型证候

情志抑郁，或多烦易怒，小便不通或通而不畅，血尿，腰痛，胁腹胀痛，苔薄或薄黄，舌红、脉弦。

5. 湿热下注型证候

小便不得出，或小便量少热赤，尿急尿频尿痛，血尿，小腹胀满，腰背酸痛，下肢浮肿，口苦口黏，或口渴不欲饮，舌苔黄腻，脉滑数或弦数。

6. 肺热壅盛型证候

小便不通或不畅，血尿，发热，咳嗽，咽干痛，呼吸急促，烦渴欲饮，苔薄黄，脉数。

7. 瘀血内阻型证候

面色晦黯，腰腹痛，腰腹部肿块，肾区憋胀不适，舌质紫黯或斑瘀点，苔薄黄，脉弦或涩或结代。

第一节 中药内服偏验方

三金汤合石韦散加减

【组成】海金沙、滑石各 15g，鸡内金、瞿麦、赤芍、萹蓄各 10g，石韦、冬葵子、木通、泽兰各 6g，甘草梢 5g。

【制法用法】水煎服，1 日 1 剂。

【功效主治】清热解毒，利尿通淋。主治膀胱癌。

桃仁承气汤

【组成】桃仁、芒硝、大黄、当归、五灵脂（包）各 9g，桂枝 7.5g，犀角（今以水牛角代之）、海金沙各 6g。

【制法用法】水煎服，每日 1 剂。

【功效主治】散瘀消肿。主治膀胱癌。

蛇桑汤

【组成】党参 7.5g，黄芪、茯苓、女贞子、桑寄生、白花蛇舌草各 15g。

【制法用法】水煎服，每日 1 剂，分 2 次服。

【功效主治】益气养阴，扶正抗癌。主治气阴两虚型膀胱癌。

豆根三草醋蛋汤

【组成】山豆根、夏枯草、败酱草、草河车、白鲜皮、半枝莲各 30g，黄药子、山慈菇各 15g，鸡蛋 15 个。

【制法用法】上药纳锅内，放入大半锅水，煮开，待蛋熟捞

出，击破蛋皮，再放入锅内煮 2 小时，取出去皮，醋泡 24 小时
即成。每日 1 次，每次吃 3 个，1 个月为 1 个疗程。

【功效主治】解毒散结。主治湿毒内蕴型膀胱癌。

黄芪小蓟汤

【组成】黄芪、墓头回、太子参、土茯苓、山药、小蓟各
15g，升麻、当归、赤芍各 7.5g，射干、紫草、茜草炭各 10g。

【制法用法】水煎服，每日 1 剂，分 2 次服。

【功效主治】清热解毒，利湿散结，养血止血。主治膀胱癌。

龙蛇羊泉汤

【组成】龙葵、白英、土茯苓各 15g，蛇莓 7.5g，海金沙、灯
心草、威灵仙各 5g。

【制法用法】水煎服，每日 1 剂，分 2 次服。

【功效主治】清热利湿，解毒消肿。主治膀胱癌。

莲蓟地花汤

【组成】半枝莲、大蓟、小蓟、六一散（包）各 15g，五苓散、
蒲黄炭（包）、贯众炭各 7.5g，知母、黄柏、生地榆各 4.5g。

【制法用法】水煎服，每日 1 剂，分 2 次服。

【功效主治】清热利水，凉血止血。主治水热内结型膀
胱癌。

牡蛎软坚汤

【组成】生牡蛎 30g，半枝莲 15g，昆布、海藻各 7.5g，土木
鳖 3g，炮穿山甲片、山慈菇各 5g。

【制法用法】水煎服，每日1剂，分2次服。

【功效主治】散瘀消积，清热解毒。主治膀胱癌。

解毒利湿汤

【组成】石韦、车前子、滑石、金钱草、白茅根各15g，山豆根、瞿麦、萹蓄各7.5g，苦参、黄柏、木通、竹叶各5g。

【制法用法】水煎服，每日1剂，分2次服。

【功效主治】清热解毒，利湿攻癌。主治膀胱癌。

蒲公英方

【组成】蒲公英、紫花地丁、生贯众、藕节各15g，黄柏、萆薢各12g，猪苓、车前子、毛慈菇、甘草、栀子各9g，泽泻6g。

【制法用法】水煎服，每日1剂。

【功效主治】清热解毒，利湿攻癌。主治膀胱癌。

太子参方

【组成】太子参、茯苓、白术各12g，炙甘草、白花蛇舌草各9g，淡竹叶6g，黄柏4.5g。

【制法用法】水煎服，每日1剂。

【功效主治】消肿抗癌。膀胱恶性肿瘤。

生地榆方

【组成】生地榆、山药、茯苓、半枝莲、白花蛇舌草、猪苓、紫草各15g，小蓟、山茱萸、蒲黄炭（包）各6g，芦荟3g。

【制法用法】水煎服，每日1剂。

【功效主治】清热凉血养阴。用于膀胱癌。

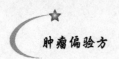

芪芝草方

【组成】黄芪、菌灵芝、白花蛇舌草、白英各15g，白术、茯苓、土茯苓各12g，莪术、龙葵、蛇莓各7.5g。

【制法用法】水煎服，每日1剂。

【功效主治】益气活血。用于气虚血瘀型膀胱癌。

寄生猪苓汤

【组成】桑寄生、猪苓、白花蛇舌草各15g，沙苑子、山慈菇各7.5g。

【制法用法】水煎服，每日1剂。

【功效主治】补肾解毒，清热利水。主治膀胱癌。

龙蛇羊泉汤

【组成】龙葵、白花蛇舌草、土茯苓、白英各15g，蛇莓7.5g，海金砂、灯心草、威灵仙各4.5g。

【制法用法】水煎服，每日1剂。

【功效主治】清热解毒。主治膀胱癌。

蜣蛇汤

【组成】蜣螂虫3g，河白草、金茶匙各10g，白花蛇舌草、半枝莲、野葡萄根各20g。

【制法用法】水煎服，每日1剂。

【功效主治】清热解毒，活血化瘀。主治膀胱癌。

生地小蓟滑石汤

【组成】生地、小蓟各15g，滑石、瞿麦、甘草梢各10g，木通、蒲黄炭、藕节、淡竹叶、山栀各 9g。

【制法用法】水煎服，每日 1 剂，分 3 次口服。

【功效主治】凉血止血，利尿通淋。主治膀胱癌。

第二节 术后、放化疗偏验方

健脾益肾饮

【组成】黄芪 15g，太子参、当归、焦山楂、炒六曲、白术、赤芍、牛膝、菟丝子各 5g，桃仁、红花各 3g。

【制法用法】水煎服，每日 1 剂，早晚 2 次分服。

【功效主治】健脾益肾，活血化瘀。主治膀胱癌化疗后白细胞和血小板减少。

莲蓟地花汤

【组成】半枝莲、大蓟、小蓟、六一散（包）、车前子（包）各 15g，五苓散、蒲黄炭、藕节炭、贯众炭、槐花各 7.5g，知母、黄柏各 4.5g。

【制法用法】水煎服，每日 1 剂。

【功效主治】清热利水，凉血止血。主治膀胱癌化疗后。

蛇桑汤

【组成】黄芪、茯苓、女贞子、白花蛇舌草各 30g，党参 15g。

【制法用法】水煎服，日 1 剂。

【功效主治】益气健脾。主治膀胱癌化疗后（体弱气虚者）。

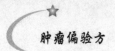

僵蚕软坚汤

【组成】生牡蛎 30g，半枝莲 15g，昆布、海藻、僵蚕各 7.5g，炮甲片、山慈菇各 5g，土木鳖 2.5g。

【制法用法】水煎服，每日 1 剂。

【功效主治】化痰软坚，散瘀消积，清热解毒。主治膀胱癌化疗后。

小蓟饮子

【组成】小蓟、紫草、半枝莲、白花蛇舌草、山慈菇、射干、夏枯草、生地黄、淡竹叶各 7.5g，炒蒲黄（包）、栀子、藕节、甘草各 5g。

【制法用法】水煎服，每日 1 剂。

【功效主治】清热解毒、散瘀消肿。膀胱移行上皮乳头状癌。

西洋参生地麦冬茶

【组成】西洋参 2g，生地黄 20g，麦冬 15g。

【制法用法】将西洋参洗净，晒干或烘干，研成极细末。将生地黄、麦冬洗净，晒干或烘干，共研成细末，与西洋参细末充分混合均匀，一分为二，装入绵纸袋中，挂线封口。冲茶饮时，分袋放入杯中，用沸水冲泡，加盖，闷 15 分钟即成。代茶频频饮用，每日 1 剂。

【功效主治】养阴生津，提高免疫。适用于膀胱癌灌注化疗及全身化疗后等。

当归藕节茶

【组成】当归 15g，藕节 20g，红糖 30g。

【制法用法】将当归、藕节洗净，放入锅中，加水煎汤，去渣取汁，加红糖调匀即成。代茶频频饮用，当日饮完。

【功效主治】活血止血。适用于膀胱癌放疗、化疗后尿血症状。

马齿苋茶

【组成】干马齿苋 30g，绿茶 6g。

【制法用法】将干马齿苋拣净，清水冲洗后与绿茶同入砂锅，加水足量，浸泡片刻，用大火煮沸，改用中火同煎 30 分钟，用洁净纱布过滤，去渣取汁，将滤汁回入砂锅，小火煮至沸即成。代茶饮，频频饮用，当日饮完。

【功效主治】清肠化湿，解毒止泻。适用于膀胱癌放疗后引起的放射性直肠炎。

五子茶

【组成】菟丝子 250g，枸杞子 250g，覆盆子 125g，车前子 60g，五味子 30g。

【制法用法】将菟丝子、枸杞子、覆盆子、车前子、五味子共研细末即成。每次取 10g，放入杯中，沸水冲泡。代茶饮用。

【功效主治】滋补肝肾。适用于膀胱癌手术后腰膝酸软、小便频数等。

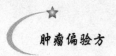

荔枝草白茅根饮

【组成】荔枝草 50g，车前草 30g，白茅根 30g，蒲公英 30g，蜂蜜 30g。

【制法用法】将荔枝草、车前草、白茅根、蒲公英分别拣杂，洗净，晾干后切碎或切成碎小段，一同放入砂锅，加水浸泡片刻，浓煎 30 分钟，用洁净纱布过滤，去渣，收取滤汁放入容器，待其温热时，兑入蜂蜜，拌和均匀即成。早晚 2 次分服。

【功效主治】清热利湿，通淋解毒。适用于膀胱癌化疗等尿路刺激症状。

生地车前草藕饮

【组成】生地黄 30g，车前草 60g，藕节 30g，蜂蜜 20g。

【制法用法】将生地黄、车前草、藕节分别拣洗干净，生地黄切片、车前草切段、藕节切碎后，同放入砂锅，加水适量，浓煎 2 次，每次 30 分钟，合并 2 次滤汁，加入蜂蜜，拌和均匀即成。早晚 2 次分服。

【功效主治】清热凉血，利尿通淋。适用于膀胱癌放疗后引起的放射性膀胱炎。

石韦大枣甘草饮

【组成】石韦 30g，大枣 10 枚，甘草 3g。

【制法用法】将以上三味洗净，同入锅中，加水适量，大火煮沸，改小火煎煮 30 分钟，去渣留汁即成。上下午分服。

【功效主治】清热利湿，升白细胞。适用于膀胱癌及放化疗后引起的白细胞下降。

第三节　食疗偏方

一、粥类偏方

竹蔗茅根粥

【组成】竹蔗 20g，白茅根、粳米各 100g。

【制法用法】将竹蔗、茅根煎汁去渣；入粳米煮成稀粥。每日 1 剂。经常食用。

【功效主治】滋阴清热、收敛止血。适用于膀胱癌伴尿血、尿痛者。

桑椹枸杞粥

【组成】桑椹、枸杞子各 30g，粳米 100g，蜂蜜适量。

【制法用法】桑椹、枸杞子洗净，拣去杂物。粳米加适量清水，先用大火烧开，转用中火熬煮至米熟。加入桑椹、枸杞子，再加水，熬煮成粥，加入蜂蜜调味，即可食用。每日 1 剂。经常食用。

【功效主治】补肝益肾、滋阴润燥、清热止血。适用于膀胱癌患者。

参芪核桃粥

【组成】党参 10g，黄芪、山药、白扁豆、大枣各 20g，核桃仁 30g，粳米 100g，蜂蜜适量。

【制法用法】将核桃仁放入开水中，加少许盐，浸泡 30 分钟后去皮，倒出盐水，用冷水浸泡洗净，捞出沥干水分。山药煮熟压成泥。白扁豆切成长约 6cm 的小段。党参、黄芪洗净后装入纱布袋内，放入砂锅，加清水烧开，改用中火煎熬 30 分钟，拣去纱布药袋，留药汁备用。放入粳米，加适量的清水及核桃仁、大枣、白扁豆，一起煮开，再加入山药，转小火熬煮成粥，用蜂蜜适量搅匀，即可食用。早、晚各温服 1 碗。

【功效主治】益气养血生精、补中健脾固肾。适用于膀胱癌患者。

车前子粥

【组成】车前子 20g，半枝莲 30g，大米 100g，白砂糖适量。

【制法用法】车前子、半枝莲分别洗净，装入纱布袋内；大米淘净。砂锅内放入大米、药袋、适量水，小火煮 30 分钟，除去药袋，加入白砂糖，搅匀即成。每日 1 次，每次吃粥 100g。

【功效主治】清热解毒、养血止血。适用于膀胱癌患者。

半枝莲粥

【组成】法半枝莲 20g，大米 100g，白砂糖适量。

【制法用法】半枝莲洗净；大米淘净。锅内放入半枝莲，加水适量，大火烧沸，改小火煎煮 25 分钟，去渣取液。砂锅内放入大米、药液、适量水，大火烧沸，改小火煎煮 30 分钟，加白砂糖拌匀即成。每日 1 次，每次吃粥 100g。

【功效主治】解毒消肿、清热利尿。适用于膀胱癌患者。

鸡内金赤小豆粥

【组成】鸡内金 15g，赤小豆 30g，粳米 50g，清水适量。

【制法用法】鸡内金烘干后碾末。先煮赤小豆及米做粥，将熟时，放入鸡内金末，再煮至米熟即可。早餐服之。

【功效主治】清热利湿、化瘀消积。适用于膀胱癌患者。

芦笋蛋黄羹

【组成】芦笋 500g，蛋黄 2 个，土豆 2 个，鲜奶油、盐、胡椒粉、水淀粉、高汤各适量。

【制法用法】芦笋去皮，洗净，放入沸水锅内煮 15 分钟，捞出，切下上部嫩尖，剩余部分切段；土豆去皮，洗净，切片。取一碗，放入蛋黄、鲜奶油打成蛋液。锅中放入芦笋和土豆，加入高汤、用中火煮 25 分钟，捞出土豆和芦笋，锅内留原汤备用。土豆和芦笋绞成菜泥，倒入蛋液碗中，拌匀，倒入原锅内，撒入盐和胡椒粉调味，煮沸后加入芦笋嫩尖，用水淀粉勾芡即成。佐餐食用。

【功效主治】保护肝脏、防癌抗癌。适用于膀胱癌患者。

清蒸桃胶

【组成】桃胶 10g，冰糖适量。

【制法用法】桃胶放碗中，稍加清水和糖。放蒸笼中，清蒸 20分钟。若有糖尿病病史者，可不用冰糖，改用玉米须 30g。每日 1 次。

【功效主治】和血益气、止痛通淋。适用于膀胱癌伴尿血、疼痛者。

鸡内金粥

【组成】鸡内金 15g，赤小豆 30g，大米 50g。

【制法用法】将鸡内金烘干后研末。将赤小豆、大米淘洗干净,放入锅中,加清水适量煮粥,粥将熟时,加入鸡内金末煮至米烂熟即可。早餐食用。每日 1 剂,连食 10~15 日。

【功效主治】清热利湿,化瘀消积。适用于膀胱癌合并症者。

羊脬薏苡仁粥

【组成】羊脬(膀胱)2 个,薏苡仁 100g,葱白、生姜丝、植物油、白糖各适量。

【制法用法】羊脬用温水漂洗干净,切成条状,放入锅中,加植物油炒片刻,再加入薏苡仁、生姜丝、葱白、白糖及清水适量煮成粥即可。空腹温热食用。每日 1 剂,分 2 次食完,可经常食用。

【功效主治】利气化湿,通利小便。适用于膀胱癌,症见水肿、小便不利者。

栗子竹叶菜粥

【组成】栗子肉 50g,竹叶菜 60g,赤小豆 30g,大米适量。

【制法用法】将竹叶菜洗净,切碎。将栗子肉、赤小豆、大米分别洗净,一同放入锅内,加适量清水,用中火煮到粥将熟时,将竹叶菜放入锅内,改用小火煮至米烂粥成。每日 1 剂,早晚餐食用。

【功效主治】清热解毒,凉血止血。适用于膀胱癌等。

大金钱草栗子粥

【组成】新鲜大金钱草 60g,栗子肉、大米各 50g,冰糖适量。

【制法用法】大金钱草洗净,切碎,加水适量,煎煮,去渣取汁，放入栗子肉、大米（洗净）、冰糖，再加适量水，煮成稀粥。每日 1 剂，温热食用。

【功效主治】清热凉血，止血通淋。适用于膀胱癌等。

内金栗子赤豆粥

【组成】栗子肉、赤小豆、大米各 50g，鸡内金（研粉）20g，白糖适量。

【制法用法】将栗子肉、赤小豆、大米分别洗净，一同入锅，加水适量，煮粥，粥熟时拌入鸡内金粉和白糖即成。每日食 1 剂。

【功效主治】清热凉血，利尿通淋。适用于膀胱癌等。

二、汤类偏方

无花果瘦肉汤

【组成】干无花果 100g，瘦猪肉 250g，精盐、味精各适量。

【制法用法】将无花果洗净切开；瘦猪肉洗净切成小块。将无花果、猪肉放入锅中，加清水适量煮沸，加精盐、味精调味即可。每日或隔日食 1 剂，1 次或分 2 次食完，连食 5~7 剂。

【功效主治】补中益气，消炎解毒。适用于膀胱癌的辅助治疗。

芹菜清热利尿汤

【组成】车前草 20g，芹菜 250g，冰糖末适量。

【制法用法】车前草、芹菜分别洗净。砂锅内放入芹菜、车前草，加适量水，小火煮沸片刻后关火，放凉，去渣取汁，加入冰糖末，拌匀即可。每日 2 次，连饮数日。

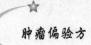

【功效主治】清内热及血中伏热。适用于膀胱癌小便出血等症。

茭白通草汤

【组成】新鲜茭白 30g，通草 10g。

【制法用法】加水煎 15 分钟即可。以汤代茶。

【功效主治】清热利尿。适用于膀胱癌伴小便不利者。

蕹菜荸荠汤

【组成】鲜蕹菜 200g，荸荠 10 个，水适量。

【制法用法】煮汤。分 3 次服食。

【功效主治】清热凉血、通便消积。适用于膀胱癌患者。

玉米芯薏仁大蓟汤

【组成】玉米芯、薏苡仁、大蓟根各 30g。

【制法用法】水煎服，每日食 1 剂。

【功效主治】清热化湿、利尿凉血。适用于膀胱癌伴尿血、小便不畅者。

丝瓜鸭血汤

【组成】丝瓜 100g，鸭血块 100g，调料各适量，高汤少许。

【制法用法】用小刀将丝瓜外皮轻轻刮去，洗净沥干，切成小块。鸭血放入开水中烫熟，切成片。加花生油，先热油锅，油至八成热，将丝瓜过油盛出备用。锅内加高汤、鸭血、丝瓜、米酒、盐、姜末，烧开。加味精调味，用生粉勾芡。淋上香油即可食用。每日 1 剂。

【功效主治】清热解毒、消瘀利湿。适用于膀胱癌患者。

鸡茸海参汤

【组成】海参 500g，鸡胸肉 100g，火腿肉少许，鸡蛋清 2 个，调料各适量。

【制法用法】将鸡胸肉切成细茸，放入碗中，加鸡蛋清、鸡汤、盐、味精、牛粉、黄酒，搅和成鸡茸。海参洗净，切成斜片，取一半葱、姜投入开水锅中，煮沸后，再将海参烫一下，除去腥味，然后取出。放入猪油 50g，热油锅，油烧至六成热时，放入葱、姜，爆香后捞出。再把鸡汤放入烧开，加入海参，即可一边将鸡茸慢慢倒入，一边用汤勺推动，使汤汁呈薄糊状，淋上麻油，然后盛入盘内，撒上火腿肉、葱花，即可食用。每日食 1 剂。

【功效主治】滋阴养血润燥、补肾强精健脾。适用于膀胱癌患者。

白英猪瘦肉汤

【组成】白英 30g，猪苓 20g，赤小豆 50g，大枣 30g，猪瘦肉 150g。

【制法用法】将猪瘦肉去油脂，洗净，斩块；赤小豆用清水浸渍半天，至发胀为度，洗净备用；其他用料洗净。将全部用料放入锅内，加清水适量，文火煮 2 小时即成。调味食用。每日食 1 剂。

【功效主治】清利湿毒。适用于膀胱癌。

莪术汤

【组成】莪术 8g，三七 8g，当归 10g，大枣 10 枚，羊肉 150g。

【制法用法】将羊肉去油脂，洗净，斩块；三七切片；其他用料洗净。将全部用料放入锅内，加清水适量，文火煮 2 小时。调味食用。每日 1 剂。

【功效主治】祛瘀止血、散结消癥。适用于膀胱癌。

甘蔗茅根鲫鱼汤

【组成】甘蔗 250g，白茅根 100g，白鲫鱼 1 尾，陈皮 6g，生姜 4 片。

【制法用法】将甘蔗斩细块，白茅根切小段，陈皮洗净；待用。将鲫鱼去鳞，宰杀干净。放入锅内用油、姜片稍为煎至金黄色；然后加入甘蔗、白茅根、陈皮及适量清水，武火煮沸后，文火煲 2 小时。调味食用。每日 1 剂。

【功效主治】清热利水、凉血解毒。适用于膀胱癌、肾癌等。

三、茶饮类偏方

土茯苓茶

【组成】土茯苓 100g，绿茶 5g。

【制法用法】将土茯苓拣杂，洗净，晒干或烘干，切成片，放入砂锅，加水浸泡片刻，浓煎 2 次，每次 30 分钟，合并 2 次煎液，过滤去渣，收取滤汁回入砂锅，用小火浓缩至 200g，趁势调入绿茶，加盖闷 10 分钟即可。代茶饮，每日 2 次，每次 100g。

【功效主治】清热解毒，抗癌防癌。适用于膀胱癌等。

茵陈白茅根茶

【组成】茵陈 30g，鲜白茅根 60g，冰糖适量。

【制法用法】将茵陈、白茅根分别用水洗净，放入砂锅内，加水 500ml，浓煎，去渣，加冰糖少许即成。代茶频频饮用，每日1剂。

【功效主治】清热利湿，凉血止血。适用于膀胱癌尿血症。

石韦冰糖绿茶

【组成】石韦 10g，绿茶 2g，冰糖 25g。

【制法用法】石韦加水煮沸，加入冰糖、绿茶片刻即可饮用。可加开水复泡再饮。代茶频频饮用，每日1剂。

【功效主治】清热、利尿、解毒。适用于膀胱癌伴尿频、尿痛者。

绿豆白糖饮

【组成】绿豆 100g，白糖适量。

【制法用法】煮汤。代茶饮。

【功效主治】清热、解毒、利尿、通淋。适用于膀胱癌伴小便不利。

龙葵半边莲饮

【组成】龙葵 60g，半边莲 50g，蜂蜜 20g。

【制法用法】将龙葵、半边莲分别拣杂，洗净，晾干或晒干，切成碎小段，同放入砂锅，加水浸泡片刻，浓煎 30 分钟，用洁净纱布过滤，取滤汁放入容器，待其温热时，兑入蜂蜜，拌和均匀即成。早晚 2 次分服。

【功效主治】清热解毒，抗癌利水。适用于膀胱癌等。

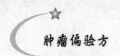

瞿麦饮

【组成】鲜瞿麦（干品 15g）30g，蜂蜜 20g。

【制法用法】将瞿麦洗净，入锅，煎煮 30 分钟，去渣取汁，待药汁转温后调入蜂蜜即成。上下午分服。

【功效主治】清热利湿。适用于膀胱癌等肿瘤。

葡萄鲜藕生地汁

【组成】鲜葡萄，鲜藕榨汁各 100ml，鲜生地黄榨汁 50ml。

【制法用法】同放入锅中煮沸加入适量蜂蜜冲服。早晚 2 次分服。

【功效主治】清热养阴、凉血止血。适用于膀胱癌尿血者。

桃胶没药冰糖饮

【组成】没药 20g，桃胶 30g，冰糖 30g。

【制法用法】先将桃胶、没药拣杂。晾干或晒干，研成粗末，备用。将冰糖研成粗末，与桃胶、没药粗末同放入蒸碗，加清水适量，拌和均匀，入笼屉，上笼，大火蒸 20 分钟，取下即成。若有糖尿病病史者，可不用冰糖，改用玉米须 30g 先煎浓缩汁，代替清水，拌调桃胶、没药。早、晚分 2 次服。

【功效主治】活血祛瘀，通淋止痛。适用于膀胱癌伴下腹部疼痛者。

瞿麦血竭儿茶蜜饮

【组成】血竭 10g，瞿麦 15g，儿茶 10g，白芷 8g，蜂蜜 30g。

【制法用法】洗净，先将瞿麦、白芷、血竭分别拣杂。晾干或晒干，白芷切成片，血竭研成粗末，与瞿麦同放入砂锅，加水浸泡片刻，大火煮沸，调入儿茶，拌匀，煎煮 30 分钟，用洁净纱布过滤，去渣，收取滤汁放入容器，待其温热时兑入蜂蜜，拌和均匀即成。早、晚分 2 次服。

【功效主治】活血止痛、利尿通淋。适用于膀胱癌尿痛。

猪苓汁

【组成】猪苓、茯苓、白术、生黄芪各 15g，泽泻、海金沙、海藻各 18g，桂枝 10g，生地榆、白花蛇舌草、生薏苡仁各 30g。

【制法用法】将前 10 味药材分别洗净；薏苡仁淘净。锅内放入所有药材，加适量水，小火煎取 600ml 药汁，去渣即可。分 3 次内服。每日 1 剂，40 天为 1 个疗程。

【功效主治】清热止血、利水渗湿。适用于膀胱癌患者。

西瓜汁

【组成】西瓜 1 个，白砂糖适量。

【制法用法】西瓜取瓤，去子。榨汁机内放入西瓜瓤，榨取汁液，加入白砂糖搅匀即成。每日 1 杯。

【功效主治】清热祛湿、利尿消肿。适用于膀胱癌患者。

西瓜葡萄酒

【组成】西瓜 1 个，葡萄干 1 碗。

【制法用法】将西瓜近瓜蒂部切下一块备用。将洗净控干水分的葡萄干倒入掏松的瓜瓤里，将切下的一块盖在瓜上，糊以泥巴封住，放置阴凉处，待 10 天以后除去泥巴，揭掉盖子，倾出液汁，即为含微量乙醇的西瓜葡萄酒。酒味甘甜，清香宜人。每日 1 杯。

【功效主治】清热利湿、开胃健脾。适用于膀胱癌伴排尿不畅或兼有水肿者。

四、菜肴类偏方

枸杞瘦肉炖甲鱼

【组成】枸杞子 20g，猪瘦肉 150g，甲鱼约 500g，植物油、精盐各适量。

【制法用法】将枸杞子洗净；瘦猪肉洗净切细；甲鱼去内脏，洗净切块。将枸杞子、猪肉、甲鱼放入锅中，加清水适量炖熟，加植物油、精盐调味即可，喝汤食肉，经常食用。

【功效主治】滋阴养血，补益肝肾。适用于膀胱癌手术后血虚气弱者。

沙参莲子猪肚煲

【组成】猪肚 1 个，莲子、沙参各 20g，植物油、精盐、葱花各适量。

【制法用法】将猪肚洗净；莲子用清水泡发去心。把莲子、沙参纳入猪肚内，用线绳扎好切口，放入锅中，加清水适量炖至熟透，稍冷取出，将猪肚切成小块，放入盘中，加入植物油、精盐、葱花拌匀即可。佐餐食用。

【功效主治】补脾、益气、养阴。适用于膀胱癌手术后或放疗化疗等。

半枝莲炖荸荠

【组成】半枝莲 12g，荸荠 30g，白砂糖适量。

【制法用法】半枝莲洗净；荸荠洗净，去皮，切半。炖锅内放入荸荠、半枝莲、适量水，大火烧沸，改小火煮 25 分钟，去渣取液，放入白砂糖搅匀即成。每日 3 次，每次饮 150ml。

【功效主治】清热解毒、利尿消肿。适用于膀胱癌患者。

冬瓜薏米炖瘦肉

【组成】冬瓜 500g，薏苡仁 30g，猪瘦肉 150g，料酒、姜片、葱段、盐、味精各适量。

【制法用法】冬瓜去皮、瓤，切片；猪瘦肉切薄片。炖锅内放猪瘦肉、冬瓜、姜片、葱段、料酒、薏苡仁，加适量水，大火烧沸，改小火煮 50 分钟，加入盐、味精调味即成。每日 1 次，每次吃冬瓜、薏苡仁、瘦肉 150g，既可佐餐又可单食。

【功效主治】清热祛湿、利尿消肿。适用于膀胱癌患者。

木耳芦笋炒肉片

【组成】水发木耳 20g，芦笋、猪瘦肉各 100g，料酒、姜片、葱段、盐、味精、植物油、水淀粉各适量。

【制法用法】芦笋切段；木耳撕瓣状；猪瘦肉切薄片。取一碗，放入水淀粉、盐、味精拌匀，放入猪肉上浆。锅放植物油烧热，下姜片、葱段爆香，放肉片、料酒炒至变色，放入木耳、芦笋炒熟，放入盐、味精调味即成。每日 1 次，佐餐食用。

【功效主治】清热、解毒、散结。适用于膀胱癌患者。

芦笋拌马齿苋

【组成】芦笋、马齿苋各 100g，蒜末、香油、盐、味精各适量。

【制法用法】芦笋、马齿苋分别洗净，焯熟，切段。取一大碗，放入马齿苋、芦笋、蒜末、香油、盐、味精，拌匀即成。每日 1 次，每次吃马齿苋、芦笋 100g，佐餐食用。

【功效主治】清热、解毒、散结。适用于膀胱癌患者。

枸杞虾仁

【组成】龙井茶 8g，枸杞叶 10g，虾仁 250g，蛋清 1 枚，精盐 4g，淀粉 35g，猪油 250g。

【制法用法】黄酒、味精各适量。龙井茶、枸杞叶放碗中，加少量沸水略泡使其涨开，沥净水。虾仁洗净，吸干水，加蛋清、精盐、淀粉拌匀上浆，若能放置冰箱中醒 30 分钟更好。将锅烧热，把猪油烧至三成热时，投入虾仁，用勺划散，待一变色就盛起。原锅留少许油，放入茶叶，加黄酒、味精，再投入虾仁，与茶叶拌和即可食用。每日 1 次，佐餐食用。

【功效主治】滋阴壮阳、托毒驱邪。适用于膀胱癌患者。

鲈鱼炖黄芪

【组成】鲈鱼 1 尾，黄芪 30g。

【制法用法】鲈鱼去鳞、鳃和肠脏，并将黄芪放炖盅内隔水炖熟，调味服食。佐餐食用。

【功效主治】补中益气。适用于膀胱癌手术后体质虚弱者。

黄精炖肉

【组成】黄精 30g，炙黄芪 30g，猪瘦肉 500g，调料适量。

【制法用法】共炖至肉熟。饮汤吃肉及黄精。

【功效主治】气血双补。适用于膀胱癌。

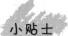小贴士

膀胱癌的饮食宜忌

1.宜食品种

（1）膀胱癌的患者饮食宜清淡，以多饮茶为宜。

（2）宜多进有利尿止血作用的食物，如冬瓜、藕粉、绿豆汤、豆浆、海参、鲈鱼、莲子等。

（3）有尿频尿急者，可多进食有清热利湿的食物，如绿豆芽、马兰头、薏苡仁、茭白、紫菜、海蜇等。

2.饮食禁忌

（1）戒烟、酒、咖啡，忌烟熏、炭烤、燥热动血的食物及霉变、油煎、肥腻食物。

（2）忌食辛辣等刺激性食物。

（3）不可吃太多的高蛋白食物。

（4）不要过量食用咖啡、茶叶、人工甘味剂等。

（5）避免饮用深井水，应饮用自来水。

第九章　子宫癌

子宫癌是指发生在子宫阴道部及宫颈管的恶性肿瘤，是女性常见的恶性肿瘤之一，中年妇女占多数。子宫癌主要发生在子宫颈部，又称宫颈癌。可向邻近组织和器官直接蔓延，向下至阴道穹窿及阴道壁，向上可侵犯子宫体，向两侧可侵犯盆腔组织，向前可侵犯膀胱，向后可侵犯直肠。

子宫颈癌相当于中医学"崩漏"、"带下"、"癥瘕"等范畴。其病系七情所伤，肝郁气滞，冲任损伤，肝、脾、肾诸脏虚损为内因，外受浊热，或积冷结气，血寒伤络，瘀阻胞络而发病。

子宫癌早期症状有轻微而不规则的出血，其后出血量和次数渐渐增加。所以当停经后即非月经期的阴道出血，尤其是房事后流血，要考虑有本病的可能。另外白带或黄带，味恶臭，后期阴道及肛门坠胀或有牵引性疼痛，小便频数不利，大便秘结等都应想到本病的可能。

子宫颈癌的辨证分型

1. 肝郁脾湿

主症：带下量多色黄，阴道时有出血，心烦乳胀，纳少便溏，舌质黯红苔白腻，脉弦。

主症分析：肝郁气滞，疏泄失调，则心烦乳胀；肝气横逆犯脾，脾运受阻，清阳不升，浊阴不降，则纳少便溏；气郁化火，脾虚生湿，湿热下注而带下色黄；扰动血海，故阴道时有出血。舌质黯红、脉弦为郁火之象，苔白腻为脾虚痰湿之征。

2. 肝肾阴虚

主症：阴道不规则出血，量少色红，或赤白带下，伴头晕耳鸣，腰酸膝软，手足心热，口干心烦，便结尿赤，舌质红，苔少或苔剥，脉弦细。

主症分析：肝肾同源，肝阴不足，肾阴亏损，相火偏旺，损伤阴络，任带不固，故阴道不规则出血或赤白带下；阴虚阳动故色红，肝血不足，故量少；腰为肾府，肾主骨生髓，肾阴不足则头晕耳鸣，腰酸膝软；阴虚内热，则手足心热，口干心烦。舌质红、苔少苔剥。脉弦细均为肝肾阴虚之征。

3. 湿聚毒盘

主症：带下量多，或黄绿如脓，或赤白相兼，小腹疼痛，口苦咽干，胸闷心烦，舌红苔黄腻，脉弦数或滑数。

主症分析：湿毒蕴结，郁而化火，损伤任带二脉，则带下量多；热毒内盛，损伤脉络，故色黄绿如脓，或赤白相兼；湿毒瘀阻胞脉，则小腹疼痛；湿热上蒸，则口苦咽干，胸闷心烦。舌质红，苔黄腻，脉滑数或弦数均为湿热之象。

4. 脾肾阳虚

主症：白带清稀，绵绵不绝，或阴道出血，神疲乏力，腰膝酸冷，纳少便溏，小腹坠胀，舌胖，苔白腻，脉细弱。

主症分析：脾肾阳虚，水湿寒冷之气下陷，精关不固，而为带下清稀，绵绵不绝；脾虚失于统摄，而见阴道出血；肾阳不足，阳虚内寒，命门火衰，则腰膝酸冷；不能上温脾阳，中阳不振，则精神疲乏；脾虚失运，则纳少便溏；中气下陷，则小腹坠胀。舌胖，苔白腻，脉细弱均为阳虚之象。

第一节　中药内服偏验方

抗癌片

【组成】黄芪、水蛭各 15g，当归、三棱、莪术、知母、鸡内金、桃仁、党参、炮山甲各 7.5g。

【制法用法】上药共研细末压片或成丸。每日服 2 次，每次服 3g。

【功效主治】活血化瘀，益气抗癌。主治子宫颈癌。

解毒抗癌汤

【组成】白花蛇舌草、半枝莲、银花各 15g，蚤休、丹参各 7.5g，丹皮、赤芍各 6g。

【制法用法】水煎服。每日 1 剂，早晚 2 次分服。

【功效主治】清热解毒，祛瘀利湿。主治子宫颈癌合并感染。

宫颈癌汤

【组成】黄芪、当归、白术、莪术、三棱、白花蛇舌草、仙鹤草、半枝莲、败酱草各 15g。

【制法用法】水煎服，每日 1 剂，分 3 次口服。

【功效主治】清热解毒，活血化瘀。主治宫颈癌。

清热固结汤

【组成】生地、地骨皮、黄芩、阿胶、龟甲、牡蛎、丹皮、旱莲草、藕节、棕榈炭、白花蛇舌草各等份。

【制法用法】水煎服，每日 1 剂，早晚各煎药汁 200ml 口服，1 个月为 1 个疗程。

【功效主治】滋养肾阴，清热止血。主治子宫颈癌。

解毒化瘀汤

【组成】土茯苓、黄柏、白花蛇舌草、蚤休、公英、三棱、莪术、延胡索、丹参各等份。

【制法用法】水煎服，每日 1 剂，早晚各煎服药汁 200ml，1 个月为 1 个疗程。

【功效主治】清热解毒，活血化瘀。主治子宫颈癌。

红汤

【组成】蜀羊泉 18g，大枣 5 枚，明党参 5g，红茜草 3g。

【制法用法】水煎服，每日 1 剂。

【功效主治】清热解毒。主治子宫颈癌。

加减丹栀逍遥散

【组成】丹皮、栀子、柴胡、当归、茯苓、茵陈蒿、香附、半枝莲、白花蛇舌草各等份。

【制法用法】水煎服，每日 1 剂，早晚各煎服药汁 200ml，1 个月为 1 个疗程。

【功效主治】疏肝理气，清热解毒。主治子宫颈癌。

早期宫颈癌方

【组成】败酱草、半枝莲、夏枯草各 15g，土茯苓、金银花各 10g，土贝母、炒槐花、川楝子炭、青皮各 7.5g，甘草 3g。

【制法用法】水煎服。日 2 次温服。

【功效主治】清热解毒，祛瘀止痛。主治早期宫颈癌。

椿甲丸

【组成】蛇床子、鳖甲、仙鹤草、龟甲、生牡蛎各 20g，蜂房、椿根白皮、炒小茴香、蛇蜕、全蝎各 10g。

【制法用法】共研为细粉，水泛为丸，如绿豆大小。每次服 6g，1 日 3 次，黄芪煎水或开水送下。

【功效主治】清热解毒，活血化瘀，补虚止血。主治子宫各种癌瘤初起出血。

归脾汤

【组成】党参、白术、甘草、当归、黄芪、炒枣仁、龙眼肉、阿胶、牡蛎、三七粉、半枝莲各等份。

【制法用法】水煎服，每日 1 剂，早晚各煎药汁 200ml 口服，1 个月为 1 个疗程。

【功效主治】健脾宁心，养血止血。主治子宫颈癌。

愈黄丹方

【组成】海龙 1 条，白花蛇 3 条，水蛭、蔗虫、人指甲、黄连、乳香、没药各 6g，全蝎、蜂房、黄柏各 9g，丹皮 12g，龙胆草 15g。

【制法用法】上药共研细末，用银花煎水为丸，外以雄黄为衣。每天 6g，分 2 次吞服。

【功效主治】活血化瘀，消肿散结。主治子宫颈癌。

宫颈癌散

【组成】生鳖甲、人参各 18g，花椒 9g。

【制法用法】将上药共研细末，分为 6 包。每晚服 1 包。连服 24 包为 1 个疗程。

【功效主治】软坚散结，温经止痛。主治子宫颈癌。

三甲榆蜂汤

【组成】生黄芪 30g，党参、龟甲、鳖甲、牡蛎、地榆、荷叶、茜草各 7.5g，蜂房、蛇蜕、全蝎各 4.5g。

【制法用法】水煎服，日 1 剂。

【功效主治】清热解毒，活血化瘀。主治子宫癌。

三蛭丸

【组成】鸡内金、水蛭、三七、䗪虫、白矾、三棱、莪术、红丽参、干漆（炒）、蛇床子各等份。

【制法用法】共为细粉，水泛为丸，如绿豆大小。每次服 3g，1 日 3 次。黄芪煎水或开水送下。

【功效主治】活血化瘀，扶正祛邪。主治子宫各种癌瘤晚期。

理冲散结丸

【组成】党参、黄芪、山药、三棱、莪术、浙贝母各 15g，鸡内金、天花粉、知母、丹参、白术各 10g，当归 6g，续断 6g，甘草 3g。

【制法用法】上药制成丸剂。每次服 10g。每天 3 次，3 个月为 1 个疗程。

【功效主治】活血化瘀，扶正抗癌。主治子宫肌瘤。

柴胡四物加味汤

【组成】柴胡、川芎、当归、白芍、熟地、椿皮、白果各 6g。

【制法用法】水煎服，每日 1 剂，分 2 次服。

【功效主治】补虚扶正，化瘀散毒。主治子宫颈癌（晚期）。

利湿解毒汤

【组成】银花、槐花各 15g，青木香、赤芍、苍术、猪苓各 12g，乳香、没药各 10g，全蝎 6g，蜈蚣 2 条。

【制法用法】水煎服，每日 1 剂。

【功效主治】清热利湿解毒，活血化瘀。主治子宫颈癌。

紫石英汤

【组成】紫石英 30g，赤石脂、黄芪各 15g，当归身、党参、白芍各 12g，鹿角片 9g，炒阿胶（烊冲）6g，炮姜 3g。

【制法用法】水煎 2 次，取汁 300ml。每日 1 剂，分 2 次服用。

【功效主治】化瘀散结。主治宫颈癌。

二虫昆藻汤

【组成】蜈蚣 3 条，全蝎 6g，昆布、海藻、当归、续断、半枝莲、白花蛇舌草各 24g，白芍、香附、茯苓各 15g，柴胡 9g。

【制法用法】水煎服，每日 1 剂。佐服云南白药 2g。

【功效主治】息风镇痉，攻毒散结，通络止痛。主治子宫颈癌。

愈黄丹

【组成】海龙 1 条，白花蛇 3 条，水蛭、虻虫、人指甲、黄连、乳香、没药各 6g，全蝎、露蜂房、黄柏各 9g，牡丹皮 12g，龙胆 15g。

【制法用法】上药共研粉，用金银花煎水，共为丸，外以雄黄为衣。每天 6~9g，分 2~3 次吞服。

【功效主治】凉血滋阴补肾，活血祛瘀。主治子宫颈癌、子宫体癌。

宫颈癌煎（饮）

【组成】白花蛇舌草 15g，金银花 9g，石斛 9g，爵床草 15g，马齿苋 15g，白茅根 15g。

【制法用法】水煎代茶饮。连服 1~2 个月为 1 个疗程。

【功效主治】清热解毒，利水祛湿，散血消肿，止血凉血。主治子宫颈癌。

逍遥散加减

【组成】当归 12g，赤芍 9g，柴胡 9g，云茯苓 9g，白术 6g，青皮 6g，香附 9g。

【制法用法】水煎服，早晚分服。

【功效主治】清热凉血、散瘀止痛。主治子宫颈癌。

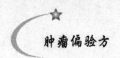

六味地黄汤

【组成】生地黄 12g，山茱萸 9g，生山药 15g，牡丹皮 9g，泽泻 6g，车前子 9g，阿胶 9g，川续断 12g。

【制法用法】水煎服，早晚分服。

【功效主治】补益肝肾，滋阴清热，凉血补血。主治子宫颈癌。

土茯苓白莲须方

【组成】土茯苓、白莲须各 24g，生地榆、芡实、茯苓、椿根皮、粉萆薢各 12g，黄柏 9g。

【制法用法】水煎服。每日 1 剂，分 3 次服。

【功效主治】解毒，除湿。主治子宫颈癌。

党参方

【组成】党参 15g，白术 9g，海螵蛸 9g，附子 6g，小茴香 3g，云茯苓 12g，山药 15g，莲子肉 9g，大枣 3 枚。

【制法用法】水煎服，早晚分服。

【功效主治】益气疏肝健脾，燥湿利水，散寒止痛。主治子宫颈癌。

生白芍方

【组成】生白芍 9g，柴胡 2.4g，昆布 4.5g，海藻 4.5g，香附 4.5g，白术 4.5g，茯苓 4.5g，当归 6g，蜈蚣 2 条，全蝎 3g。

【制法用法】水煎服，每周 2~3 剂（可随症稍加减）。

【功效主治】透表泄热，疏肝解郁，清热凉血，散瘀止痛。

主治子宫颈癌。

山豆根方

【组成】山豆根、脐带、贯众、黄柏各 15g，白花蛇舌草 30g。

【制法用法】上药制成浸膏，干燥研粉。每次服 3g，1 日 3 次。

【功效主治】清热解毒，消肿止痛。主治子宫颈癌。

青葙花方

【组成】青葙花 30g，金银花、芡实、薏苡仁、地榆各 18g。

【制法用法】上药加水 800ml，煎成 400ml。每日 1 剂，分 2 次服。

【功效主治】清肝凉血，抗炎解毒，疏热散邪。主治子宫颈癌。

芪参方

【组成】黄芪、太子参、桑寄生、茯苓各 15g，莪术、柴胡、生南星（先煎 2 小时）各 6g，升麻 3g。

【制法用法】水煎服，每日 1 剂。

【功效主治】养血散热，舒筋活络。主治子宫颈癌。

第二节　术后、放化疗偏验方

异功散合通幽汤

【组成】条参、山药、陈皮、当归尾、桃仁、白术、香附各

10g，炙甘草6g。

【制法用法】水煎服，每日1剂。

【功效主治】补脾养胃，活血祛瘀，止咳平喘。主治子宫颈癌放射疗法后遗直肠反应。

草芪方

【组成】白花蛇舌草、黄芪各30g，山慈菇、白重楼、党参、白术、山药、茯苓、龙眼肉各15g，莪术、生地黄、熟地黄、枣仁各12g，广木香6g，龙葵30g。

【制法用法】水煎内服。每日1剂。

【功效主治】凉血清热解毒、活血消痈散结、利尿除湿。主治子宫颈癌广泛转移。

蛇床子方

【组成】蛇床子、半枝莲、金银花藤各30g，苦参、地肤子、黄柏、苍术各12g。

【制法用法】煎水外洗患处。每日1剂。

【功效主治】温肾壮阳，燥湿祛风，凉血解毒，散瘀止痛，清热消肿。主治子宫颈癌广泛转移。

肉桂方

【组成】肉桂（后下）3g，台乌药、全当归、土木香、云茯苓、制香附、小茴香各10g。

【制法用法】水煎服，每日1剂。

【功效主治】温经通脉，散寒止痛。主治子宫颈癌术后小便不通。

茯苓苍术黄柏汤

【组成】土茯苓 20g，苍术 10g，黄柏 10g，牛膝 10g。

【制法用法】煎汤。常饮服，或用此汁温热熏洗局部。

【功效主治】清热、解毒、利湿。适用于宫颈癌放疗前后伴带下不止，恶臭明显者。

枸杞黑米粥

【组成】黑米 100g，枸杞子 50g，北沙参（研末）15g，陈皮 5g，大米 50g，白糖少量。

【制法用法】将黑米、枸杞子、北沙参、陈皮、大米一同放入锅中，加清水适量用小火煮粥，粥熟加入白糖即可。每日 1 剂，早餐温食，连食 7~10 日。

【功效主治】滋阴养血。适用于子宫颈癌手术后或放疗化疗期间阴虚发热之出血者。

补虚正气粥

【组成】炙黄芪 50g，白参 5g，大米 150g，白糖适量。

【制法用法】将黄芪、白参放入砂锅中，加清水适量浸泡 30 分钟，用大火煮沸后，改小火煎煮 30 分钟，去渣，加入淘洗干净的大米及清水适量煮粥，粥熟后加入白糖即可。每日 1 剂，1 次或 2 次食完，连食 3~5 日。

【功效主治】补气扶虚，健脾养胃。适用于子宫颈癌手术后或放、化疗者。

阿胶杞子粥

【组成】阿胶、枸杞子各 20g，大米 60g。

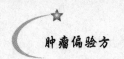

【制法用法】将大米、枸杞子加水 500ml 煮粥，熟后加入阿胶使其溶化，再煮 2~3 分钟即成。每日 1 次。

【功效主治】滋阴抗癌。适用于子宫内膜癌术后贫血。

圆肉猪骨汤

【组成】猪脊骨连肉带髓 500g，桂圆肉 20g，沙参、山药、枸杞子各 10g，生地 15g，植物油、精盐、味精各适量。

【制法用法】将猪脊骨砍成块，与洗净的桂圆肉、沙参、山药、枸杞子、生地放入锅中，加清水适量，用小火炖至骨头肉烂熟，加植物油、精盐、味精调味即可。食肉喝汤。每日 1 剂，分 2~3 次食完，连食 3~5 剂。

【功效主治】健脾益肾，清热滋阴。适用于子宫颈癌放疗化疗后身体衰弱者。

黑豆排骨汤

【组成】排骨 300g，黑豆 300g，黄芪 10g，大枣 10 枚，山药 15g，植物油、精盐、味精各适量。

【制法用法】将排骨洗净砍块，与黄芪、黑豆、大枣、山药一起放入锅中，加清水适量煮至烂熟，加入植物油、精盐、味精调味即可。每日或隔日 1 剂，分 2 次食完，连食 5 日。

【功效主治】益气补血，强身抗癌。适用于子宫颈癌手术后或化疗放疗后气血不足，免疫功能低下者。

三七龙凤汤

【组成】蛇 1 条（约 300g），乌骨鸡肉 250g，三七 10g，姜片、陈皮、植物油、精盐、味精各适量。

【**制法用法**】将蛇宰杀后去皮及内脏，洗净，切成小段；乌骨鸡肉洗净，切成小块，三七炙酥打碎。将蛇肉、鸡肉、三七、生姜片、陈皮放入砂锅中，加清水适量炖至肉烂熟，加植物油、精盐、味精调味即可。食肉喝汤。每日1剂，分2次食完。

【**功效主治**】补血强身，祛瘀止痛。适用于子宫颈癌手术后瘀血疼痛者。

第三节 食疗偏方

一、粥类偏方

红苋菜粥

【**组成**】红苋菜40g，大米适量。

【**制法用法**】红苋菜洗净，切碎，与大米同煮为粥。每日1剂。早、晚服食。

【**功效主治**】清热解毒、收敛止泻。适用于宫颈癌。

半边莲马齿苋粥

【**组成**】半边莲、鲜马齿苋各60g，粳米100g。

【**制法用法**】将半边莲、鲜马齿苋洗净切碎，煎汁去渣，加入粳米，同煮成粥。早、晚温热服食。

【**功效主治**】清热利湿、抗癌消炎。适用于宫颈癌伴膀胱刺激症状者。

鲫鱼鲤鱼鳞粥

【组成】鲫鱼、鲤鱼鳞 60g，糯米 100g。

【制法用法】鲫鱼、鲤鱼鳞用文火熬成胶剂，糯米洗净后煮成稀粥，再加入制成的鱼鳞胶 30g，边煮边搅拌均匀，加入红糖少许。每日 2 次，温服食之。

【功效主治】补虚消肿、活血化瘀。适用于宫颈癌术后体虚者。

鲜藕侧柏粳米粥

【组成】鲜藕 250g，侧柏叶 60g。

【制法用法】捣汁去渣，放入煮熟的粳米后，再煮 1~2 沸即可。每日 2 次，常服。

【功效主治】凉血止血。适用于宫颈癌伴出血过多者。

无花果粥

【组成】无花果 20g，大米 100g，白砂糖适量。

【制法用法】无花果洗净，一切两半；大米淘净。锅中放入大米、无花果，加适量水，大火烧沸，改用小火煮 30 分钟，加入白砂糖，搅匀即成。每日 1 次，每次吃粥 100g。

【功效主治】清热解毒、散结消肿。适用于子宫癌、乳腺癌患者。

芦荟无花果粥

【组成】无花果 20g，芦荟 50g，大米 150g。

【制法用法】芦荟洗净，去皮，切块；无花果洗净，切片；

大米淘净。锅内放入芦荟、大米、无花果，加入 500ml 水，大火烧沸，改用小火煮 35 分钟即成。佐餐食用。

【功效主治】防癌抗癌、清热润肠。适用于子宫癌等症。

当归红花丹参粥

【组成】当归 10g，红花 10g，丹参 15g，糯米 100g。

【制法用法】将红花、当归、丹参加水煎汤，用其汁与淘洗干净的糯米一同煮粥。早晚分食。

【功效主治】活血化瘀，抗癌。适用于子宫颈癌。

山楂三七蜜粥

【组成】山楂（连核）15g，三七粉 2g，大米 50g，蜂蜜 15g。

【制法用法】将连核山楂洗净，切片，与淘洗干净的大米及三七粉同入锅中，加水适量，大火煮沸，改小火炖煮至粥稠，待粥转温后兑入蜂蜜即成。早餐顿服。

【功效主治】活血化瘀，抗癌。适用于子宫颈癌等肿瘤。

桂圆枸杞粥

【组成】桂圆肉、枸杞子各 20g，大米 200g，白糖 20g，陈皮 3g。

【制法用法】将桂圆肉、枸杞子、陈皮及淘洗干净的大米放入锅中，加清水适量煮成稀粥，加白糖搅匀即可。每日 1 剂，早晚温食。

【功效主治】补益肾肝，养血安神。适用于子宫颈癌等。

首乌粥

【组成】何首乌 30g，大米 100g。

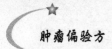

【制法用法】将何首乌加清水 1000ml 后小火煎煮 30 分钟，去渣。将大米洗净，入何首乌水中，大火烧至沸腾，改小火熬至熟。每日早晚各 1 次，温热服食，连服 7 剂。

【功效主治】补益肝肾。适用于子宫颈癌。

薏苡仁全蝎粥

【组成】薏苡仁 50g，炙全蝎（打碎）6g，夏枯草（纱布包裹，磨碎）15g，大米 50g。

【制法用法】将薏苡仁、大米淘洗干净，与炙全蝎、夏枯草同入锅中，加水适量，大火煮沸，改小火煮成稠粥即成。早晚餐食用。

【功效主治】清热化湿，祛痹解毒，抗癌。适用于子宫颈癌。

桑白皮黑芝麻粥

【组成】桑白皮 60g，黑芝麻 60g，大米 50g，白糖 10g。

【制法用法】以上前 3 味淘洗干净后一同捣碎，同放入砂锅中，加水适量，用大火烧开后转用小火熬煮成稀糊状，加入白糖调味。早晚餐食用。

【功效主治】滋补肝肾，养阴抗癌。适用于子宫颈癌。

白茯苓粥

【组成】白茯苓 60g，大米 100g，薏苡仁 30g。

【制法用法】将白茯苓拣杂，洗净，晾干或晒干，切成小片状，与淘洗干净的大米、薏苡仁同放入锅中，加水适量，大火煮沸后，按常法煨煮成粥。早晚 2 次分服。

【功效主治】健脾益气，抗癌止带。适用于子宫颈癌患者。

二、汤类偏方

木耳蛇汤

【组成】蛇肉及蛇头 1000g，鸡肉 150g，水发香菇 50g，水发木耳 50g，生姜、陈皮、柠檬叶、麻油、精盐各适量。

【制法用法】将鸡肉、香菇、木耳、生姜分别洗净切成丝；木耳、香菇烫一下，待用。将蛇放入清水锅中煮熟，取出撕成肉丝，蛇头用纱布包好，再放回汤中，加陈皮、柠檬叶煎熬至蛇汤入味后，捞出蛇头，加入香菇、木耳、鸡肉丝及生姜、陈皮、柠檬叶，再煮几分钟，加麻油即成。食肉菜喝汤。经常食用。

【功效主治】扶正解毒，通络止痛。适用于子宫颈癌。

墨鱼大补汤

【组成】鲜墨鱼 150g，猪瘦肉、猪肚各 1000g，黄芪 15g，当归 12g，杂骨适量。

【制法用法】将药物装入纱布袋内扎口，与猪瘦肉、猪肚、墨鱼、杂骨（打碎）一起放入锅，加清水适量，大火加热至沸腾，撇去浮沫，移小火炖约 2 小时即成。喝汤食肉，每日 2~3 次，宜常食。

【功效主治】大补气血。适用于子宫内膜癌。

鲫鱼汤

【组成】大活鲫鱼、食盐各适量。

【制法用法】鲫鱼去头尾、内脏，只取鱼肉，加盐少许捣烂，敷于患处。也可作鱼汤食之。每日 1 剂。

【功效主治】健脾和中补虚、除湿利水。适用于子宫癌、乳

271

腺癌患者。

红苋菜汤

【组成】红苋菜 120g。

【制法用法】用水 4 碗，煎至 1 碗，温服。每日 1 剂。

【功效主治】清热、解毒、散瘀。适用于各类宫颈癌患者。

乌梅木香黄连汤

【组成】乌梅 50g，木香 3g，黄连 5g，干姜 10g，大枣 10 枚。

【制法用法】煎汤加入少许白糖调味。频频饮用。

【功效主治】收敛止痛、辛开苦降。适用于宫颈癌。

乌贼茜草汤

【组成】法乌贼 50g，茜草 30g。

【制法用法】同煮。饮汤食乌贼。

【功效主治】凉血、止血、收敛。适用于宫颈癌伴出血者。

水芹菜汤

【组成】水芹菜适量。

【制法用法】洗净后水煎喝汤，或切段炒菜食用。每日 1 剂。

【功效主治】清热、凉血、抗癌。适用于宫颈癌伴出血者。

木耳瘦肉汤

【组成】水发木耳 20g，猪瘦肉 150g，料酒、盐、味精各适量。

【制法用法】木耳洗净，去蒂，撕成片状；猪瘦肉洗净，切成薄片。炖锅内加入猪瘦肉、料酒、木耳、适量清水，大火烧沸，改小火煮 25 分钟，加入盐、味精调味即成。每日 1 次，每次吃木耳、猪肉 100g，佐餐食用。

【功效主治】补气血、消癌肿。适用于子宫癌患者。

无花果瘦肉汤

【组成】无花果 30g，猪瘦肉 150g，料酒、姜片、盐、味精各适量。

【制法用法】无花果洗净，切成两半；猪瘦肉洗净，切片。锅中放入肉片、无花果、料酒、姜片，加适量水，大火烧沸，改用小火煮 30 分钟，加入盐、味精调味即成。每日 1 次，每次吃瘦肉 100g，喝汤。

【功效主治】清热解毒、散结消肿。适用于子宫癌患者。

香菇瘦肉汤

【组成】香菇、荸荠各 50g，猪瘦肉 150g，料酒、姜片、盐、味精各适量。

【制法用法】香菇洗净，切片；荸荠洗净，去皮，切半；猪瘦肉洗净，切薄片。锅放水烧沸，下荸荠、香菇、猪瘦肉、姜片、料酒，炖煮 25 分钟，放入盐、味精调味即成。每日 1 次，每次吃肉 80g。

【功效主治】补气血、消癌肿。适用于子宫癌患者。

三、茶饮类偏方

槐耳灵芝茶

【组成】槐耳 15g，灵芝 30g。

【制法用法】将槐耳、灵芝洗净，切片，入锅，加水适量，煎煮 40 分钟即成。上下午分服，饮汤吃灵芝、槐耳。

【功效主治】健脾益气，扶正抗癌。适用于子宫颈癌。

益母草山楂茶

【组成】益母草 15g，生山楂 30g，茶叶 5g。

【制法用法】将益母草、山楂和茶叶清水洗净，共研为粗末，用沸水冲泡，一般可连续冲泡 3~5 次。代茶频频饮用，每日 1 剂。

【功效主治】活血化瘀，散结抗癌。适用于瘀血内阻型子宫颈癌。

山楂荷叶茶

【组成】鲜山楂 15g，荷叶半张。

【制法用法】将山楂洗净，切碎。荷叶洗净，切成小方块，与切碎的山楂同入锅中，加水适量，浓煎 2 次，每次 20 分钟，合并 2 次煎液。上下午分饮。

【功效主治】降脂祛瘀，解毒抗癌。适用于子宫颈癌等。

九香虫酒

【组成】九香虫 12g，桑寄生 12g，穿山甲 6g，土鳖虫 12g，紫河车 30g，白酒适量。

【制法用法】将药物泡白酒服。每日 1 次，酒量适度。

【功效主治】补肾壮阳、理气止痛。适用于宫颈癌患者。

野菱薏仁汁

【组成】野菱 150g，薏苡仁 250g。

【制法用法】野菱带壳切开，与薏苡仁同煎浓汁。每日 2 次，连服 1 个月。

【功效主治】清热解毒、健脾化湿。适用于宫颈癌术后伴白带过多。

菱角薏仁绿茶饮

【组成】白菱角 60g，薏苡仁 30g。

【制法用法】加水 600ml 煮沸 30 分钟，加入绿茶 1.5g。每日 2 次，常饮服。

【功效主治】益气健脾、清热解毒。适用于宫颈癌伴带下量多者。

升麻绿茶蜂蜜饮

【组成】升麻 500g，蜂蜜 100g。

【制法用法】升麻切碎，加入煮熟蜂蜜，搅拌炒至升麻变成红色，冷却备用，每次取升麻 15g，加入绿茶 1.5g，水 400ml，煮沸 5 分钟后。每日 3 次，饭后服用。

【功效主治】清热解毒。适用于宫颈癌术后或晚期。

阿胶饮

【组成】阿胶 6g，川芎、甘草、艾叶各 15g，当归、白芍各 20g，生地黄 30g，白砂糖适量。

【制法用法】阿胶打碎，用水煮溶；后 6 味药材洗净。炖锅内放入后 6 味药材，加适量水，大火烧沸，改小火炖煮 25 分钟，关火，去渣取液，加入阿胶、白砂糖，搅匀即成。每日 3 次，每次 100g。

【功效主治】补血、止血、消肿。适用于子宫癌出血患者。

蜂蜜无花果饮

【组成】无花果 6 个，蜂蜜 15ml。

【制法用法】无花果洗净，锅中倒入适量清水烧沸，放入无花果煮 10 分钟，关火，加入蜂蜜调匀即可。代茶饮用。

【功效主治】消肿解毒、滑肠通便。适用于子宫癌患者。

山楂饮

【组成】干山楂片 30~60g，冰糖适量。

【制法用法】将山楂片洗净，入锅内加水适量煮汁，加白糖调味。冷饮，每日 1 次，连服 5~7 天为 1 个疗程。

【功效主治】活血化瘀，消食化积，防癌抗癌。适用于子宫颈癌等。

川乌元胡饮

【组成】制川乌 20g，艾叶 20g，元胡 20g，蜂蜜 30g。

【制法用法】将艾叶拣杂，晒干或烘干，切成碎末状，备用。将制川乌、元胡分别拣杂，洗净，晒干或烘干，切成片，同放入砂锅，加水浸泡片刻，大火煮沸，先煎煮 1 小时，加入艾叶碎末，拌匀，再煎煮 20 分钟，离火，用洁净纱布过滤，去渣，取汁放入容器，待其温热时，兑入蜂蜜，拌和均匀即成。早晚 2 次分服。

【功效主治】温经散寒，行气止痛。适用于子宫颈癌疼痛。

地榆槐花饮

【组成】地榆 60g，槐花 30g，蜂蜜 30g。

【制法用法】将挖取的地榆洗净，也可从中药店购买，拣杂后，切成片，放入砂锅，加水适量，煎煮 2 次，每次 40 分钟，合并 2 次浓煎液，放入砂锅，加入槐花，视需要可酌加清水，大火再煎煮 10 分钟，用洁净纱布过滤，去渣，收取滤汁放入容器，待其温热时，兑入蜂蜜，拌和均匀即成。早晚 2 次分服。

【功效主治】清热凉血，抗癌止血。适用于子宫颈癌阴道出血等症。

四、菜肴类偏方

葵树子炖鸡

【组成】葵树子 50g，母鸡 1 只。

【制法用法】将葵树子捣碎，水煎数小时后，放入整治干净的母鸡同炖至肉烂。吃肉饮汤，分 3 次服食。

【功效主治】凉血止血。适用于宫颈癌患者。

米酒母鸡

【组成】米酒 60ml，白条母鸡 1 只，当归 30g，姜片、葱段、盐、胡椒粉各适量。

【制法用法】母鸡、当归分别洗净。砂锅内放入母鸡，加适量水，放入米酒、当归、姜片、葱段、盐，盖严锅口，大火烧沸，改用小火炖 3 小时，撒入胡椒粉，搅匀即可。佐餐食用。

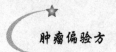

【功效主治】调节月经。适用于宫颈癌气血不足等症。

核桃炖瘦肉

【组成】核桃根 90g，猪瘦肉 120g。

【制法用法】加适量清水文火煮炖汤。饮汤食肉，每日睡前饮服。

【功效主治】益胃、抗癌。适用于宫颈癌伴贫血体虚者。

泽漆煮鸡蛋

【组成】泽漆 100g，鸡蛋 3 个。

【制法用法】泽漆加水适量，与鸡蛋 3 个同煮至熟，吃蛋喝汤。每日 1 剂。

【功效主治】利水消肿。适用于宫颈癌伴少腹作胀者。

枸杞炒鸡蛋

【组成】新鲜枸杞叶 200g，鸡蛋 2 个。

【制法用法】新鲜枸杞叶洗净后与生鸡蛋 2 个搅拌后，花生油起锅，同炒至熟，调味服食。每日 1 剂。

【功效主治】补虚、益肾、止带。适用于宫颈癌术后伴白带过多者。

无花果炖猪蹄

【组成】无花果 20g，花生米 50g，猪蹄 2 只，葱段、姜片、盐各适量。

【制法用法】猪蹄处理干净，一劈两半；无花果、花生米分别洗净。炖锅内放入猪蹄、无花果、花生米、葱段、姜片、盐，加水 2000ml，大火烧沸，改小火炖煮 1 小时即成。佐餐食用。

【功效主治】益气补血、通滞通乳。适用于宫颈癌及乳腺炎患者。

西芹牛柳

【组成】牛瘦肉 50g，芹菜茎 100g，植物油 5g，调味品适量。

【制法用法】炒菜。佐餐食用。

【功效主治】防癌止痛、消肿解毒。适用丁子宫癌、乳腺癌患者。

芸豆炖土豆

【组成】猪瘦肉 25g，芸豆 100g，土豆 50g，植物油 5g，味精、盐适量。

【制法用法】炒菜。佐餐食用。

【功效主治】防癌止痛、消肿解毒。适用于子宫癌患者。

百合三七炖兔肉

【组成】百合 40g，三七 15g，兔肉 250g，麻油、精盐、味精各适量。

【制法用法】兔肉、三七洗净切片；百合洗净，用清水漂1夜，捞出。将百合、三七、兔肉放入锅中，加水适量，大火烧沸，小火炖至肉烂熟，加调味品略煮即成。吃肉喝汤，食量不限。

【功效主治】补虚抗癌，止血定痛。适用于子宫颈癌出血不止者。

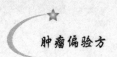

何首乌煨鸡

【组成】童子鸡1只，制首乌30g，黄瓜片、生姜各适量。

【制法用法】将首乌研成细末备用。将鸡宰杀后去毛、内脏洗净。用布包制首乌，纳入鸡腹内，放砂锅内，加水，小火煨熟，再从鸡腹内取出首乌袋，加黄瓜片、精盐、黄酒适量即成。佐餐食用。

【功效主治】滋补肝肾。适用于子宫颈癌。

枸杞海参鸽蛋

【组成】枸杞子15g，海参2只，鸽蛋12个，调料、植物油、鸡汤各适量。

【制法用法】将海参用普通汤烫两遍，备用。鸽蛋煮熟放凉水内剥壳，滚干淀粉，放入油锅中炸成金黄色待用。炒锅内放入鸡汤，加入海参、鸽蛋、枸杞子、湿淀粉勾芡即成。佐餐食用。

【功效主治】滋补肝肾，益精养血。适用于子宫颈癌晚期。

白果蒸鸡蛋

【组成】白果2枚，鸡蛋1个。

【制法用法】在鸡蛋的一端开一小孔，把白果去壳后纳入鸡蛋内，用纸粘封小孔，放碟子上，入锅隔水蒸熟即可。每日1剂，1次食完，连食5~7日。

【功效主治】补益气血，止带化浊。适用于子宫颈癌湿浊白带者。

山楂汁青鱼

【组成】青鱼1条，山楂50g，红花3g，植物油、红糖、麻油、淀粉、米醋、葱花、姜末各适量。

【制法用法】将山楂、红花、红糖放入锅中，加清水适量煎汁备用。将青鱼宰杀，去内脏、洗净；用清水将淀粉搅匀，抹在鱼的两边，再提起鱼尾，用干淀粉抹一遍。将植物油放入锅中烧至七成热，把鱼放入油锅中炸至金黄色，捞出装盘备用。取 50g 麻油放锅中煮热，放入山楂汁、米醋和淀粉，勾成稀芡，稍稍搅和，加入姜末、葱花后出锅，浇在鱼上即成。隔日 1 剂，1 次食完，连食 3 剂至 5 剂。

【功效主治】活血化瘀，止血止痛。适用于子宫颈癌所致月经失调和疼痛者。

疏肝散瘀汤

【组成】生白芍 9g，当归 6g，柴胡 2.4g，昆布、海藻、香附、白术、茯苓各 4.5g，蜈蚣 2 条，全蝎 3g。

【制法用法】水煎服，每周 2~3 剂。

【功效主治】疏肝理气，散瘀通络。主治子宫颈癌。

第四节　中药外用偏验方

熏洗方

【组成】红花 6g，白矾 6g，瓦松 30g。

【制法用法】水煎，先熏后洗外阴部。每日 1~2 次，每次 30~60 分钟，每剂可用 3~4 天。

【功效主治】活血化瘀。主治早期宫颈癌。

外敷方

【组成】三棱 35g，莪术 15g，乳香 15g，没药 5g，铜绿 5g，硇砂 8g，阿魏 10g，蟾酥 0.6g，麝香 0.15g，冰片 0.3g。

【制法用法】上药研细末，外敷局部。每日 2~4 次。

【功效主治】活血化瘀。主治早期宫颈癌。

青硼散

【组成】黄柏、紫草各 7.5g，硼砂、枯矾、冰片、青黛各 15g。

【制法用法】共为细粉，撒患处，或用凡士林调膏，搽患处。日 1~2 次。

【功效主治】去腐生肌，消炎解毒。主治子宫各种癌瘤晚期。

阴道冲洗药

【组成】花椒 10g，龙胆草 12g，苦参、蛇床子、白鲜皮各 15g。

【制法用法】煎水先熏后洗阴道。每日 2 次。

【功效主治】清热祛湿。主治早期宫颈癌。

阴道栓剂方

【组成】醋炒禹余粮、乌梅炭各 30g，明雄黄、儿茶各 6g，硼砂 3g，冰片 2g。

【制法用法】炼蜜为青果大，每夜放入阴道深处。每日 1 锭。

【功效主治】清热解毒，化瘀散结。主治子宫颈癌。

轻粉外用方

【组成】轻粉 3g，雄黄 3g，梅片 0.3g，麝香 0.15g，蜈蚣 2 条，

黄柏15g。

【制法用法】共研为细粉，将药粉附于大棉球一侧，塞入阴道穹窿部，使药粉靠子宫病变处。每日外用1次，月经期停用。

【功效主治】清热解毒，化瘀散结。主治子宫颈癌。

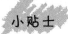

子宫癌的饮食宜忌

1. 宜食品种

（1）平时应加强营养，适当食用些高蛋白食品，如牛肉、鸡肉、鱼类等，多食新鲜蔬菜、水果和维生素类含量丰富的食品。

（2）多食海参、黑木耳、香菇、蚕豆、蘑菇能止血。

子宫癌晚期多吃蔬菜水果、玉米等五谷杂粮，保持低脂摄入状态，维持体内各种营养素的平衡。

（3）多食鲤鱼、泥鳅、莴苣、薏苡仁、韭菜、栗子、芋艿、牡蛎、海蜇、豇豆、莲子、芹菜，能消肿止痛，可减轻子宫癌患者的腰痛症状，尤其是女性白带过多能得到缓解。

（4）多食豆腐、猪肝、鲫鱼、乌贼、鸭肉、牛肉、田鸡、山楂、乌梅、绿豆、无花果，这些食物能减轻减缓放疗、化疗的不良反应。

2. 饮食禁忌

（1）少食韭菜、生大蒜等刺激性湿热型食物及肥甘油腻之品，以防内蕴湿热。

（2）戒烟、酒，忌辛辣刺激性食物。

（3）忌肥腻、油煎、霉变、腌制食物。

（4）忌羊肉、胡椒、姜、桂皮等温热性食物。

（5）忌公鸡等发物。

第十章　甲状腺癌

甲状腺癌是颈项部的常见肿瘤，在头颈部恶性肿瘤中其发病占首位。女性略高于男性，30~40岁为发病高峰年龄，50岁以后发病明显下降。甲状腺癌常分为乳头状癌、滤泡癌、髓样癌、未分化癌等类型，临床表现为甲状腺肿物坚硬如石，凹凸不平，固定，不随吞咽上下移动，肿块迅速增大，外形不整，产生压迫症状，或同时伴有颈中下部、胸锁乳突肌旁淋巴结肿大等症状。

中医学认为本病属"瘿瘤"范畴。多由情志不舒，肝郁气滞，痰湿凝聚所致。临床上常分为肝郁痰湿，阴虚肝旺，气血双亏等型。治疗以理气化痰、消瘿散结、活血化瘀为原则。一般以手术治疗为主，或辅以化疗。

甲状腺癌中医辨证分型。

1.气滞血瘀型

颈前肿块活动受限且质硬，胸闷气憋，心烦易怒，头痛目眩，舌质紫黯，脉弦数。

2.痰凝毒聚型

颈前肿块有时胀痛，咳嗽多痰，瘰疬丛生，舌质灰黯，苔厚腻，甚则筋骨疼痛，大便干，脉弦滑。

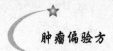

3. 肝胆湿热型

颈前肿块增大较快，常伴瘰疬丛生，咳唾黄痰，声音嘶哑，咳喘面红，有时腹泻，小便黄，舌质红绛，舌苔黄，脉滑数。

4. 气阴两虚型

患者多为老年，颈前肿块，声音嘶哑，憋气，吞咽困难。舌红，苔少，脉细。

第一节　中药内服偏验方

四海舒郁丸

【组成】海藻、昆布、海带、黄药子、党参、茯苓、海浮石、白术、法半夏各 15g，陈皮 6g。

【制法用法】水煎服，日 1 剂。

【功效主治】化痰祛湿。治疗甲状腺癌。

海藻玉壶汤

【组成】猫爪草 15g，海藻、郁金、浙贝母、昆布、黄药子各 7.5g，法半夏、青皮、柴胡各 6g，陈皮 3g。

【制法用法】水煎服，日 1 剂。

【功效主治】疏肝理气，化痰散结。治疗甲状腺癌。

八珍汤

【组成】鸡血藤、猫爪草、党参各 12g，夏枯草、白术、茯苓、白芍各 7.5g，当归、炙甘草各 6g。

【制法用法】水煎服，日 1 剂。

【功效主治】益气补血。治疗甲状腺癌。

蛇舌解毒汤

【组成】白花蛇舌草、半枝莲、牡蛎、丹参各 30g，海藻、夏枯草、玄参、牡丹皮、赤芍、半夏各 15g，柴胡、桔梗、川贝母、厚朴、挂金灯各 9g。

【制法用法】水煎服，日 1 剂。

【功效主治】疏肝理气，化痰解毒。主治甲状腺乳头状癌。

牡丹皮栀子方

【组成】牡丹皮、栀子、柴胡、乳香、没药各 4.5g，当归、白芍各 12g，玄参、牡蛎、夏枯草、海藻、昆布各 7.5g，白花蛇舌草、半枝莲各 15g。

【制法用法】水煎服，日 1 剂。

【功效主治】活血清热。主治甲状腺癌。

海藻昆布方

【组成】海藻、昆布、黛蛤粉、海浮石、当归、制香附、连翘各 10g，黄药子 15g，法半夏、青皮、陈皮各 6g，生甘草 6g。

【制法用法】水煎服。每日 1 剂，分 2 次服。

【功效主治】理气消瘿，化痰散结。主治甲状腺癌。

香附郁金方

【组成】香附、郁金各 12g，柴胡、连翘、浙贝母、鳖甲各

5g，牡蛎、夏枯草、半枝莲各 15g。

【制法用法】水煎服。每日 1 剂，分 2 次服。

【功效主治】理气消痰，消瘿散结。主治甲状腺癌。

三棱莪术方

【组成】海藻、昆布各 20g，生牡蛎、海浮石、黄药子、夏枯草各 15g，当归、穿山甲、三棱、莪术各 10g，木香 6g。

【制法用法】水煎服。每日 1 剂，分 2 次服。

【功效主治】化痰软坚，活血散结。主治甲状腺癌。

猫爪草方

【组成】猫爪草 15g，石上柏、丹参、风栗壳（栗毛球）、夏枯草各 10g，三棱、莪术、浙贝母、牡蛎各 7.5g，甘草 5g。

【制法用法】水煎服。每日 1 剂，分 2 次服。

【功效主治】化痰软坚，活血散结。主治甲状腺癌。

胆南星方

【组成】胆南星、茯苓、半夏、赤芍、昆布、海藻、穿山甲片、皂角刺、三棱、莪术、山慈菇各 10g，黄连 3g。

【制法用法】水煎服。每日 1 剂，分 2 次服。

【功效主治】化痰软坚，活血散结。主治甲状腺癌。

夏枯草方

【组成】夏枯草、全当归、珍珠母、生牡蛎各 15g，昆布、丹参各 7.5g。

【制法用法】上药共研细末，加蜜制丸，每丸重 9g。每日服药 2 次，每次服 1 丸。用药 3 个月为 1 个疗程。

【功效主治】化痰软坚，活血散结。主治甲状腺癌。

黄药子方

【组成】黄药子、海藻、昆布、当归、夏枯草各 12g，陈皮 6g，桃仁 10g。

【制法用法】水煎服。每日 1 剂，分 2 次服。

【功效主治】活血化瘀，散结消瘕。主治甲状腺癌。

当归白芍方

【组成】当归、白芍、贝母、柴胡各 10g，昆布、海藻、夏枯草、三棱各 12g，海浮石 20g。

【制法用法】水煎服。每日 1 剂，分 2 次服。

【功效主治】活血化瘀，散结消癥。主治甲状腺癌。

三棱方

【组成】三棱、莪术、丹参、当归、穿山甲、夏枯草、海藻、昆布、八月札各 12g，广郁金 9g。

【制法用法】水煎服。每日 1 剂，分 2 次服。

【功效主治】活血化瘀，散结消癥。主治甲状腺癌。

天花粉方

【组成】天花粉、夏枯草、金银花、连翘、山豆根各 15g，生地黄、射干、桔梗、升麻、白芷各 10g，甘草 7.5g。

【制法用法】水煎服。每日 1 剂，分 2 次服。

【功效主治】养阴清热，化痰软坚。主治甲状腺癌。

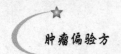

五海丸

【组成】海螺、海蛤粉各 20g，海藻、海螵蛸、龙胆草各 15g，昆布、青木香各 10g，蜂蜜适量。

【制法用法】将上药共研细末，蜂蜜为丸，每丸 6g。每次 2 丸，每日 3 次。

【功效主治】清热解毒，软坚散结。主治甲状腺癌。

香附清陈饮

【组成】制香附、千里光、赤药、广郁金、制南星、橘核各 9g，山海螺、夏枯草、海浮石各 12g，陈皮、青皮各 6g。

【制法用法】水煎服，每日 1 剂，早晚分服。

【功效主治】疏肝理气，化痰散结。主治甲状腺癌。

甲瘤汤

【组成】海藻、当归、夏枯草各 12g，柴胡、甲珠、皂刺、浙贝各 10g，法半夏、青皮、僵蚕各 6g。

【制法用法】水煎服，每日 1 剂。

【功效主治】疏肝理气，和血散结。主治甲状腺腺瘤。

琥珀黑龙丹

【组成】血竭 30g，琥珀 15g，京墨、五灵脂、海带、海藻、南墨各 7.5g，木香 5g，麝香 1.5g。

【制法用法】研细末，炼蜜为丸。每丸应 3g，每服 1 丸，以热黄酒送下。

【功效主治】活血化瘀，理气散结。主治甲状腺癌。

六军丸

【组成】蝉衣、蜈蚣、全蝎、夜明砂、穿山甲各等份，黄酒适量。

【制法用法】将上药均研细末，神曲糊为丸，粟米大。每日 2 次，每次 3~4.5 粒，空腹，黄酒送下。

【功效主治】活血通络。主治甲状腺癌。

清热软坚抗癌汤

【组成】土贝母，七叶一枝花各 6g，紫草根、山豆根各 30g，白毛藤、丹参、鱼腥草、夏枯草各 15g。

【制法用法】水煎服，每日 1 剂，分 2 次早晚服。

【功效主治】清热解毒，软坚散结。主治甲状腺癌。

内消腺瘤汤

【组成】苦参、天花粉、皂角刺、半夏、桔梗、夏枯草、郁金、柴胡各 10g，陈皮、甘草各 6g。

【制法用法】水煎服，每日 1 剂。

【功效主治】涤痰清热，理气散结。主治甲状腺腺瘤。

消瘰汤

【组成】生地、玄参、海藻、昆布、海浮石各 15g，浙贝、夏枯草、天葵各 10g。

【制法用法】水煎服，每日 1 剂。

【功效主治】软坚散结。主治甲状腺腺瘤。

夏枯三棱莪术汤

【组成】生牡蛎 15g，夏枯草、首乌藤各 10g，郁金、石菖蒲、沙参各 7.5g，柴胡、三棱、莪术各 5g，黄药子 4.5g。

【制法用法】水煎服，每日 1 剂，分 2 次早晚服。

【功效主治】疏肝理气，软坚散结。主治甲状腺癌。

四海丸

【组成】海螺、海蛤粉各 20g，海藻、海螵蛸各 15g，昆布、龙胆草、青木香各 10g，蜂蜜适量。

【制法用法】将上述各药共研末，蜂蜜为丸，每丸 6g。每次 2 丸，每日 3 次。

【功效主治】清热解毒，软坚散结。主治甲状腺癌。

蛇皮鸡蛋

【组成】蛇皮 2g，鸡蛋 1 枚。

【制法用法】将鸡蛋破 1 小孔，装入蛇皮末，封口煮食。每次 1 枚，每日 2 次。

【功效主治】消肿。主治甲状腺癌。

三海昆布汤

【组成】海浮石、海藻、海螵蛸、昆布、黄药子、元参各 5g，生牡蛎、夏枯草各 7.5g，生黄芪、枸杞子、女贞子、焦山楂各 15g。

【制法用法】水煎服，每日 1 剂，分 2 次早晚服。

【功效主治】健脾益肾，软坚散结。主治甲状腺癌。

夏枯草汤

【组成】夏枯草 50g，香附 20g，昆布 20g，海藻 20g，牡蛎 35g，黄药子 25g，射干 20g，连翘 20g，龙胆草 15g，海浮石 30g。

【制法用法】水煎服，每日 1 剂，分 2 次饭后服。

【功效主治】散郁软坚，清热开痰。主治甲状腺癌。

黄白汤

【组成】夏枯草、山豆根、生牡蛎、黄药子各 15g，橘核、留行子、天葵子各 12g，甲珠、苏梗、射干、马勃各 9g，白药子 5g。

【制法用法】水煎服，每日 1 剂。

【功效主治】软坚散结，行气化痰。主治甲状腺癌。

丹栀逍遥散

【组成】昆布、黄药子、柴胡、茯苓、赤白芍各 15g，生白术 12g，丹皮 10g，薄荷、栀子各 9g。

【制法用法】水煎服，每日 1 剂，分 2 次早晚服。

【功效主治】疏肝理气，散结止痛。主治甲状腺癌疼痛。

第二节　术后、放化疗偏验方

金银花连翘方

【组成】生牡蛎、天花粉、白花蛇舌草、蒲公英各 15g，三棱、莪术、海藻、昆布各 4.5g，蜈蚣 3 条，全蝎 2.5g，天龙粉（冲）2g，生大黄 2g。

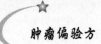

【制法用法】每剂药煎 4 次，每次煎药汁 500ml。2 日 4 次服完。

【功效主治】清热、活血、通络。适用于转移性甲状腺癌。

三七人参鸡汤

【组成】三七 10g，白参 5g，鸡肉 250g，山药 25g，枸杞子、桂圆肉各 20g，植物油、精盐、黄酒各适量。

【制法用法】三七、白参、山药、枸杞子、桂圆肉用纱布包好；鸡肉洗净切成块，用酒腌渍。将药包、鸡肉放入锅中，加清水适量，用大火煮沸后，改用小火炖至鸡肉烂熟，加植物油、精盐调味即可。食肉喝汤。每日 1 剂，分 2 次食完，连食 7~10 日。

【功效主治】活血益气，生血养阴。适用于甲状腺癌手术后或放疗化疗后气虚血瘀之患者。

紫菜煲排骨汤

【组成】紫菜 30g，猪排骨 60g，香葱、植物油、精盐各适量。

【制法用法】将紫菜洗净切碎；猪排骨洗净砍块；香葱洗净切成葱花。将紫菜、排骨放入锅中，加清水适量煲汤，待肉烂熟后，加入香葱、植物油、精盐调味即可。每日 1 剂，分 2 次食完，经常食用。

【功效主治】养血滋阴。适用于甲状腺肿瘤患者放疗化疗后偏于阴虚血虚者。

海带牡蛎汤

【组成】萝卜 200g，干海带 30g，陈皮 10g，鲜牡蛎 30g，海蛤壳 10g，鸡肉 100g，精盐适量。

【制法用法】将海带、陈皮、牡蛎、海蛤壳分别洗净，放入锅中，加清水适量煮沸 40 分钟，滤取汤液。将海带切丝，萝卜切块，同放入汤液中，加鸡肉、精盐，煮至萝卜熟透进味即可。食菜喝汤，经常食用。

【功效主治】消积化痰，软坚散瘿。适用于甲状腺肿瘤手术后。

蛤蚧肉紫苏汤

【组成】蛤蚧肉带壳 60g，紫苏 30g。

【制法用法】水煮熟后吃肉喝汤。每日 1 剂，连服 1 个月为 1 个疗程。

【功效主治】具有理气化痰、软坚消结的作用。适用于甲状腺癌术后伴嗳气者。

鲜贝虾皮鸡蛋汤

【组成】赣黔鲜贝、虾皮各 30g。

【制法用法】煮汤后打入 1 个鸡蛋。每日 1 剂，常饮服。

【功效主治】开胃、益气、抗癌。适用于甲状腺癌术后恢复期。

黑木茸香菇蚌肉羹

【组成】黑木耳 30g，香菇 50g，蚌肉 50g。

【制法用法】黑木耳开水发开；香菇切丝；蚌肉切成小块，加水文火煮成羹，作料调味后即可服用。每日 2 次。

【功效主治】健脾和胃、软坚抗癌。用于甲状腺癌术后伴胃纳不佳者。

第三节　食疗偏方

一、粥类偏方

海浮石牡蛎粥

【组成】海浮石 30g，牡蛎 30g，水煮后取药汁，加入粳米 100g。

【制法用法】将上述材料煮成粥。时时食用。

【功效主治】清热化痰、软结消瘿。适用于甲状腺癌伴多痰者。

浙贝兔肉粥

【组成】浙贝母 15g，兔肉 50g，大米 100g，料酒、盐、味精各适量。

【制法用法】浙贝母洗净，打碎；兔肉洗净，切块，加料酒拌匀；大米淘净。砂锅内放入大米、兔肉、浙贝母、料酒、适量水，大火烧沸，改小火煮 35 分钟，放入盐、味精，搅匀即成。每日 1 次，每次吃粥 100g，单独食用。

【功效主治】清热解毒，软坚化结。适用于甲状腺癌患者。

紫菜乌鸡粥

【组成】乌鸡肉 50g，紫菜 30g，大米 100g。

【制法用法】紫菜撕碎；乌鸡肉洗净，切块；大米淘净。砂锅内放入大米、紫菜、乌鸡肉、适量水，大火烧沸，改小火煮 35 分钟即成。每日 1 次，早餐食用。

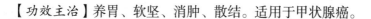

【功效主治】养胃、软坚、消肿、散结。适用于甲状腺癌。

香菇白菜羹

【组成】白菜150g，水发香菇6朵，魔芋球10g，盐、水淀粉、味精、姜末、植物油各适量。

【制法用法】香菇洗净，切片；白菜洗净，撕成小块；魔芋球洗净，对半切开。炒锅倒入植物油烧热，加入香菇和魔芋略炸片刻，捞起控油。原锅留底油烧热，放入白菜炒软，加盐和姜末，倒入适量清水煮沸，放入香菇、魔芋，烧2分钟，加味精调味，用水淀粉勾芡即成。佐餐食用。

【功效主治】防癌抗癌、调治贫血。适用于甲状腺癌肾虚患者。

紫菜竹荪羹

【组成】水发香菇8朵，竹荪6棵，紫菜20g，盐、白砂糖、鸡精、水淀粉、白醋、植物油、胡椒粉、香油、高汤各适量。

【制法用法】香菇洗净，切丝；竹荪洗净、焯透，捞起沥水，放入稀释的白醋中浸泡30分钟，用清水冲去醋味，切碎；紫菜洗净、泡水去腥，捞起沥水。炒锅放植物油烧热，放入香菇、竹荪及紫菜，加入高汤煮滚，加入盐、白砂糖、鸡精调味，煨10分钟，用水淀粉勾芡，撒上胡椒粉，淋入香油，搅匀即成。佐餐食用。

【功效主治】防癌抗癌、降压减脂。适用于甲状腺癌患者。

二、汤类偏方

猪胰淡菜汤

【组成】猪胰1具，淡菜100~150g。

【制法用法】先将淡菜（干品）浸泡20分钟，洗净，然后放瓦锅内加适量水煮，开锅后10分钟加猪胰同煨，熟透后调味服饮。每日1次，早餐食用。

【功效主治】益肺补脾，润燥消瘿。主治甲状腺癌。

昆布海藻黄豆汤

【组成】昆布50g，海藻50g，黄豆250g。

【制法用法】同煮汤服食，加盐或糖调味。每日1次。

【功效主治】清热，散结，软坚。主治甲状腺癌。

海参鸡肉汤

【组成】海参、熟鸡肉各50g，玉兰片20g，干贝30g，精盐3g，味精2g，黄酒、鲜姜各5g，鸡汤1000ml，鸡油10g。

【制法用法】海参、玉兰片、熟鸡肉分别切成片；鲜姜去皮，切成极细的末，放在碗内用清水浸泡，取其汁。锅烧热，放入一点清水烧沸，下海参、玉兰片烫2遍，捞出，去锅内水不要，加鸡汤、精盐、味精、黄酒、海参片、干贝、玉兰片、熟鸡片烧沸，撇去浮沫，再入生姜汁、鸡油，起锅盛入汤碗即可。佐餐食用。

【功效主治】补肾益精，补气养血，固本消肿。适用于甲状腺癌。

猪胰干贝紫菜汤

【组成】猪胰脏1个，干贝50g，玉兰片、酱油各10g，鲜汤750g，精盐2g，味精1g，姜汁5g，紫菜适量。

【制法用法】猪胰切开，去白筋膜，洗净，切成薄片，下至沸水中烫一下，去血污，捞出；玉兰片洗净，切成细丝；紫菜去沙粒、杂质；干贝洗净。锅烧热，下鲜汤、干贝、玉兰片、姜汁、味精、精盐烧沸，撇去浮沫，再入猪胰、酱油、紫菜后烧沸即可。佐餐食用。

【功效主治】益肺补脾，润燥消瘿。适用于甲状腺癌。

猪骨头黄豆汤

【组成】猪骨头 500g，黄豆 80g，海带 30g，盐、酱油、姜各适量。

【制法用法】猪骨头洗净；黄豆、海带均洗净后用温水浸泡数小时，海带切成粗丝。猪骨头、黄豆和海带倒入锅，加姜、加水烧开，移小火上，盖上锅盖焖煮约 2 小时至黄豆熟透，加盐、酱油。猪骨头、黄豆、海带酥烂后即可食用。

【功效主治】滋阴补髓，清热解毒，化痰软坚。适用于甲状腺癌。

山药紫菜汤

【组成】紫菜 30g，山药 50g，料酒、姜片、葱段、盐、鸡精、植物油各适量。

【制法用法】紫菜洗净；山药去皮，洗净，切丝。炒锅放植物油烧至六成熟，下入姜片、葱段爆香，倒入 1500ml 清水烧沸，加入紫菜、山药、料酒煮熟，加盐、鸡精调味即成。佐餐食用。

【功效主治】软坚散结、降脂防癌。适用于甲状腺癌。

海带牛鳍汤

【组成】水发海带 100g，牛鳍 2 只，料酒、姜丝、葱段、盐、味精各适量。

【制法用法】海带洗净，切成细丝；牛羼洗净，切薄片。炖锅内放入牛羼、海带、姜丝、葱段、料酒、适量水，大火烧沸，改小火煎煮 30 分钟，放入盐、味精调味即成。每日 1 次，每次吃海带、牛羼喝汤。

【功效主治】清热解毒、散坚消结。适用于甲状腺癌。

魔芋汤

【组成】水发魔芋 100g，牡蛎肉 20g，苍耳草、贯众、山药各 10g，玄参、海藻、蒲黄根各 15g，红花 6g，田七粉 3g，料酒、姜片、葱段、盐、味精各适量。

【制法用法】除田七粉外，其余药材装入纱布袋内扎紧口。锅内放入纱布袋、田七粉，加适量水煮 25 分钟，关火，去渣取液待用。砂锅内放入药液、魔芋、牡蛎肉、料酒、姜片、葱段、适量水，大火烧沸，改小火煮 25 分钟，放入盐、味精调味即成。每日 1 次，每次吃魔芋 100g，佐餐食用。

【功效主治】防治肿瘤。甲状腺癌患者食用尤佳。

猴头菇乌鸡汤

【组成】白条乌鸡 450g，水发海参 150g，绿豆 100g，猴头菇、海藻各 50g，蜜枣 4 枚，香油、盐各适量。

【制法用法】白条乌鸡洗净，切大块，水发海参洗净，切块；猴头菇、海藻、绿豆分别洗净，沥干。锅中倒入适量清水烧沸，分别放入鸡块、海参焯烫片刻，捞出，洗净。炖锅倒入适量清水烧沸，放入所有材料：大火烧沸，改小火炖 3 小时，加盐、香油调味即可。佐餐适量食用。

【功效主治】疏通血管、松弛肌肉、缓解压力、止痛。适用于甲状腺癌及癌症的预防。

猕猴桃银耳羹

【组成】猕猴桃 100g，水发银耳 50g，白砂糖少量。

【制法用法】猕猴桃去皮，切片；银耳洗净，撕片。锅中放入银耳，加适量水，用中火煮熟，加入猕猴桃片、白砂糖，煮沸即成。经常食用。

【功效主治】润肺生津、滋阴养胃。适用于甲状腺癌。

三、茶饮类偏方

丝瓜络夏枯草茶

【组成】丝瓜络、夏枯草、甘草各等份。

【制法用法】将丝瓜络、夏枯草、甘草冲洗一下，放入砂锅中，加适量水，煎汤取汁。代茶饮，每日 1 剂，1 个月为 1 个疗程，共需 2~3 个疗程。

【功效主治】活血通络，解郁散结。适用于甲状腺癌。

半夏茶

【组成】生半夏 10g。

【制法用法】将生半夏冲洗一下，放入砂锅中，加适量水，煎汤取汁。代茶饮，每日 1 剂。

【功效主治】燥湿化痰，消瘿散结。适用于甲状腺癌。

夏枯草清凉饮

【组成】白茅根 20g，夏枯草 10g，白菊花 5g，生甘草 5g，淡

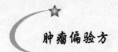

竹叶 10g，冰糖适量。

【制法用法】将白茅根、夏枯草、白菊花、生甘草、淡竹叶放入锅中，加清水 10 碗浸泡约 10 分钟，然后用小火煮 1 小时，去渣，加入冰糖调味即可。每日 2 次，每次 1 碗，连饮 20~30 日。

【功效主治】清热养阴，明目散结。适用于甲状腺癌合并囊肿者。

核桃慈菇肿节风煎

【组成】核桃树枝 30g，山慈菇 30g，肿节风 30g，黄药子 15g。

【制法用法】用水煎服。每日 1 剂。

【功效主治】消肿散结、解毒利湿。适用于甲状腺癌早期肿大者。

海藻饮

【组成】海藻 100g。

【制法用法】浸水煎。代茶饮，常服。

【功效主治】软坚、散结、消肿。适用于甲状腺癌术后患者。

猪殃殃红糖饮

【组成】猪殃殃 30g。

【制法用法】水煎，加红糖适量，分 3~6 次服用。每日 1 剂，可长期服用。

【功效主治】清热解毒。适用于甲状腺癌伴疼痛、吞咽不畅者。

夏枯草汁

【组成】夏枯草 50g。

【制法用法】煮沸取汁，加入绿茶 1.5g，冲服。代茶频饮。

【功效主治】清热解毒、养阴生津、软坚散结。适用于甲状腺癌。

补骨脂饮

【组成】补骨脂、僵蚕各 10g，半夏 9g，南星 6g，白砂糖适量。

【制法用法】补骨脂、半夏、南星、僵蚕分别洗净。锅内放入补骨脂、半夏、南星、僵蚕，加适量清水，大火烧沸，改小火煎煮 25 分钟，关火，去渣取液，加入白砂糖搅匀即成。每日 3 次，每次饮 150ml。

【功效主治】祛风解痉、化痰散结。适用于甲状腺癌患者。

四、菜肴类偏方

狼毒鸡蛋

【组成】狼毒 3g，鸡蛋 2 个。

【制法用法】将狼毒放入 200ml 水中先煮 10 分钟，打入鸡蛋 2 个，煮熟后吃鸡蛋喝汤，不吃狼毒。每日 1 剂，可煎 2 次服。

【功效主治】破积攻坚，祛痰散结。主治甲状腺癌。

【注意】体弱、孕妇慎用或禁用。

姜葱炒蛤蜊肉

【组成】蛤蜊肉 100g。

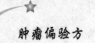

【制法用法】与姜、葱末同炒。每日 1 剂，常食。

【功效主治】清热化痰、软坚消瘿。适用于各类甲状腺癌伴咳嗽、有痰者。

海蜇皮拌葱末

【组成】海蜇皮 200g。

【制法用法】海蜇皮洗净切成条状，拌以葱末、麻油等调味品。每日 1 剂，经常服用。

【功效主治】软坚消肿，常服可补碘。适用于甲状腺癌伴甲状腺肿大者。

拌海带

【组成】海带或海带结 200g。

【制法用法】海带或海带结洗净后加入葱、麻油、调味品等，拌匀食入。每日 1 剂，经常服用。

【功效主治】软坚、散结、开胃。适用于甲状腺癌术后伴胃纳欠佳者。

海带花生煮排骨

【组成】花生米 100g，水发海带 200g，猪排骨 300g，盐、味精各适量。

【制法用法】猪排骨洗净，剁成块；海带洗净，切丝；花生米洗净，用热水泡涨，去皮。锅内放入猪排骨块、花生米，倒入适量清水，大火煮沸，撇净浮沫，加入海带丝，改用小火煮 1 小时，至猪排骨肉熟易脱骨时，加入盐、味精调味即可。佐餐食用。

【功效主治】抗癌、防癌。适用于甲状腺癌患者。

木耳熘脆白菜

【组成】白菜300g，水发木耳50g，鸡腿菇3朵，调料各适量。

【制法用法】白菜洗净，切条，放入碗中，加盐腌渍片刻；鸡腿菇洗净，切条；水发木耳洗净，撕成小朵。取一碗，放入葱花、姜末、蒜末、盐、味精、白砂糖、酱油、醋、水淀粉搅匀，制成调味汁。炒锅放植物油烧热，下入鸡腿菇，煎至表面微黄，倒入白菜炒匀，加入木耳、调味汁、香油，炒熟即成。佐餐食用。

【功效主治】增强机体免疫力、降低癌细胞活性。适用于甲状腺癌症患者。

香蕉梨排

【组成】香蕉250g，梨100g，鸡蛋1个，浓缩橙汁、干淀粉、面包糠、植物油各适量。

【制法用法】香蕉去皮，去两头，每根切4段，分别挖洞；梨洗净，去皮、核，切细条，塞入香蕉洞内，制成香蕉梨生坯；鸡蛋磕入碗中打散。生坯拍上干淀粉，放蛋液中挂糊，再放入面包糠中，沾满面包糠后用手握实。锅中放植物油烧热，放入生坯，炸至内部熟透、外部金黄时捞出，装盘，食用时蘸取橙汁即可。佐餐食用。

【功效主治】杀菌消炎、化湿利尿、清暑解毒。适用于甲状腺癌患者。

金针菇木耳蒸牛柳

【组成】金针菇、水发木耳各100g，牛里脊肉200g，调料各适量。

【制法用法】金针菇洗净，切段，木耳洗净，撕成小朵；牛里脊肉洗净，切条。取一碗，放入酱油、植物油、盐、鸡精、白砂糖、水淀粉，搅匀成浆汁，放入牛肉条，抓匀，腌制10分钟。取一盘，放入金针菇、木耳，拌匀铺平；覆盖上牛肉条，撒上葱花、蒜末、姜末、上笼，用大火蒸10分钟左右即成。佐餐食用。

【功效主治】补中益气、滋养脾胃。适用于甲状腺癌。

海带煮猴头菇

【材料】猴头菇（干品）30g，海带30g，葱、蒜、植物油、精盐各适量。

【制法用法】海带用清水浸泡，洗去咸味，切成条状；猴头菇洗净，温水泡发，切成丝。将海带、猴头菇放入锅中，加清水适量煮汤，汤沸后，加入植物油、精盐、蒜、葱，再煮片刻即可。喝汤，食猴头菇及海带。经常食用。

【功效主治】健脾消食，软坚散结。适用于甲状腺癌。

第四节　中药外用偏验方

红花三七膏

【组成】红花、三七各6g，桃仁、栀子各15g，大黄30g，天花粉18g，乳香、没药、黄芩、樟脑各12g，姜黄26g。

【制法用法】研磨，酒醋各半调敷颈部。日1剂。

【功效主治】活血化瘀，清热生津，消肿排脓。主治甲状腺癌。

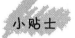

小贴士

甲状腺癌的饮食宜忌

1.宜食品种

（1）多食具有软坚散结作用的食物，如海带、淡菜、紫菜、芋艿、干贝、海藻等。

（2）宜多吃具有抗甲状腺癌作用的食物，如茯苓、山药、香菇、猴头菇、无花果、菱角、杏、魔芋、海参、海带及牛肉、羊肉、鹿肉等。

（3）宜多吃具有增强免疫力作用的食物，如甜杏仁、柿饼、芦笋、薏苡仁、甲鱼、核桃、香菇、蘑菇。

（4）宜吃具有健脾利水作用的食物，如核桃、黑大豆、韭菜、荔枝、桑椹、青鱼、虾、猪羊肾、鹌鹑蛋、石榴、梅子、薏苡仁、白扁豆等。

2.饮食禁忌

（1）忌烟、酒、辛辣、霉变的食物。

（2）忌肥腻、黏滞食物。

（3）忌坚硬不易消化食物。

（4）忌油炸、烧烤等热性食物。

第十一章　肾肿瘤

肾肿瘤是泌尿系统较常见的肿瘤之一，多为恶性。恶性肾肿瘤可分为原发和继发两大类，原发性肾恶性肿瘤最常见的有肾癌、肾盂癌及肾母细胞瘤，约占肾肿瘤的 83%。良性肾肿瘤主要有肾腺瘤、肾血管瘤、肾血管平滑肌脂肪瘤、肾纤维瘤、肾脂肪瘤等。肾脏肿瘤在任何年龄都可发生，男女比例不同。成人恶性肿瘤中肾肿瘤占 2%~3%，而肾母细胞瘤是婴幼儿中最常见的实体恶性肿瘤，发病率占婴幼儿恶性肿瘤的 20% 左右。

血尿、疼痛和肿块是肾肿瘤的主要症状，多数人因其中 1~2 个临床症状就诊，3 个症状同时出现者较少。其他常见的症状及体征还有不明原因的持续低热、贫血、消瘦、高血压、高血钙、肝功能异常、红细胞增多、精索静脉曲张、神经肌肉病变、淀粉样变和血管炎等。

肾肿瘤一般属于中医学"血尿"、"腰痛"、"癥积"等范畴，治疗上宜祛邪与扶正并举。祛邪则针对痰湿瘀毒，酌用化痰、除湿、解毒或活血化瘀解毒之法；扶正尤重气血，调理脾肾，应贯穿治疗全程。

中医对肾癌的辨证分型

祖国传统医学中无肾癌病名的记载，多属于中医学的"血尿"、"腰痛"、"肾积"等范畴。中医对于肾癌的分型及辨证论治如下：

1. 湿热蕴结证

尿血鲜红，或尿急、尿频、尿灼热疼痛，腰痛或坠胀不适，伴发热，口渴，纳差，舌质红，苔黄腻，脉滑数。

2. 瘀血内阻证

肉眼血尿，有时尿中夹有血丝或血块，腰部或腹部可触及肿块，腰痛加剧，多呈刺痛或钝痛，痛处固定，面色晦暗，舌质紫黯，或见瘀斑、瘀点，苔薄白，脉弦或沉细无力。

3. 脾肾气虚证

无痛性血尿，腰膝酸软，畏寒肢冷，纳呆食少，腹痛便溏，小便不利，两下肢水肿，舌淡，苔白腻，脉沉细无力或沉涩。

4. 气血两虚证

无痛性持续血尿，腰腹肿块日见增大，疼痛加剧，心悸气短，神疲乏力，面色苍白，形体消瘦，纳呆食少，舌质淡见瘀斑或瘀点，苔薄白，脉沉细或大无力。

第一节　中药内服偏验方

二仙汤

【组成】仙茅、淫羊藿各 15g，巴戟天、黄柏、当归各 10g，

知母 6g。

【制法用法】水煎温服。每天 2 次，每日 1 剂。

【功效主治】调理脾肾，温补肾阳。适应于肾癌。

生气通淋汤

【组成】鲜大蓟、鲜小蓟各 30g。

【制法用法】连根带茎叶，清水洗净，放碗中捣烂，取汁，慢火炖开，加糖饮服。干品每次各 15g，水煎服。每日 1 次。

【功效主治】清热凉血止血。适应于各种肾癌尿血明显者。

仙鹤草汤

【组成】仙鹤草 60g，大蓟、小蓟、藕节炭、侧柏炭、地榆炭、半枝莲、白花蛇舌草、白茅根、车前草各 15g，知母、黄柏各 12g。

【制法用法】水煎温服。每日 1 剂。

【功效主治】补益肾气，收敛止血。适应于肾癌。

止血散

【组成】煅花蕊石 30g，煅龙牡各 15g，阿胶珠 30g，代赭石 30g，大小蓟各 30g，侧柏叶炭 20g，焦山栀 9g，茜草炭 20g。

【制法用法】共为细末，加入云南白药 18g，调匀。每次 6g，每日 3~4 次，温开水送服。

【功效主治】补血止血。适应于肾癌合并大出血。

石见肾癌方

【组成】猪苓、夏枯草、石见穿各 30g，八月札 20g，石上柏

15g，汉防己 12g。

【制法用法】水煎温服。每天 2 次，每日 1 剂。

【功效主治】清热解毒，益肾祛湿。适应于肾癌。

化浊消瘤汤

【组成】半枝莲 30g，草薢、龙葵、泽泻、石韦各 20g，茯苓、荔枝核、炒薏苡仁、黄芪各 15g，山萸肉、枸杞各 10g，通草 5g。

【制法用法】水煎服。分 2 次空腹服下，每日 1 剂。

【功效主治】利湿化浊，消瘤扶正。适应于肾癌。

第二节　食疗偏方

草菇丝瓜汤

【组成】草菇 100g，猪瘦肉 150g，丝瓜 2 个，姜丝、生粉、粟粉、食盐、香油、生油各适量。

【制法用法】将草菇洗净切开；瘦肉洗净切片，下生油、生粉稍腌片刻；丝瓜去皮洗净、切片。用锅煮适量清水至沸，下丝瓜、猪瘦肉、姜丝，盖好盖，煮沸 5 分钟，下草菇、调料即可。佐餐食用。

【功效主治】凉血清热、防癌抗癌。适用于热毒内盛之肾癌、血尿、小便淋涩不爽。

满地金钱

【组成】白菜或菜心 500g，冬菇 50g，生姜 1 片，葱 1 棵，姜

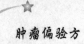

汁半汤匙，调味料适量。

【制法用法】白菜或菜心焯一下，凉水涮过，加适量食盐、油、姜汁、糖炒熟，盛碟上；冬菇浸软去脚，加入调料蒸半小时。把蚝油及上汤各适量倒入锅中，调好味，入冬菇煮片刻，用生粉勾芡，铲起放在白菜上即成。佐膳服食。

【功效主治】益肾补虚。适用于肾癌。

节瓜煲田鸡

【组成】田鸡600g，节瓜600g，怀山药25g，干贝3粒，生姜1片，食盐少许。

【制法用法】田鸡洗净斩件，用姜汁腌片刻，用凉水涮过；干贝浸软；节瓜去皮洗净。锅内加适量水煲沸，放入节瓜、干贝、田鸡、姜、怀山药煲沸，慢火煲2小时半，下食盐调味。佐膳服食。

【功效主治】滋肾益精。适用于肾癌。

鲜菇豆苗

【组成】鲜豆苗350g，鲜草菇100g，植物油、食盐、白糖、酱油各适量。

【制法用法】豆苗择好洗净，沥干水分；草菇洗净，一切两半。起油锅烧热：放入豆苗煸炒，再放入草菇同炒，加入食盐、白糖、酱油，炒匀即成。佐膳服食。

【功效主治】清热利水。适用于肾癌、慢性肾炎。

火腿炒蘑菇

【组成】四季豆250g，冬菜1汤匙，蘑菇半罐（切片），火腿（剁细）2汤匙，调味料适量。

【制法用法】四季豆洗净，切段。下油爆透四季豆、蘑菇，加入适量水及调料，下冬菜再煮片刻，用少许生粉勾芡，下火腿，炒匀上碟即可。佐膳服食。

【功效主治】健脾益肾。适用于肾癌。

牛奶炒蛋清

【组成】鲜牛奶200g，鸡蛋清200g，熟火腿末少量，花生油24g，味精、芡粉、食盐各适量。

【制法用法】将鲜牛奶用碗装，加入鸡蛋清、食盐、味精、芡粉、用筷子打匀。炒锅烧热，放花生油，下打匀了的牛奶蛋清拌炒，炒至刚断生，至浓缩状，出锅装碟，撒火腿末围边，趁热食用。佐膳服食。

【功效主治】补虚和中。适用于肾癌。

豆腐兔肉紫菜汤

【组成】嫩豆腐250g，紫菜30g，兔肉60g，食盐、黄酒、淀粉、葱花各适量。

【制法用法】将紫菜撕成小片，洗净后放入小瓷盆中；兔肉洗净切薄片，加食盐、黄酒、淀粉拌匀；嫩豆腐切厚片。起锅，倒入清水一大碗，先下豆腐片和食盐，中火烧开后倒入肉片，煮5分钟，放入葱花，立即起锅，倒入盛紫菜的瓷盆中，用筷子搅匀即成。佐膳服食。

【功效主治】清热利水、补肾养心。适用于肾癌、慢性肾炎。

豆腐猪蹄瓜菇汤

【组成】豆腐500g，香菇30g，丝瓜250g，猪蹄1只，姜丝、

味精各适量。

【制法用法】将香菇以水泡后洗净，丝瓜洗净切片，猪蹄洗净剁开。先将猪蹄入锅中，加水适量煮10分钟，再加入香菇、姜丝，慢炖20分钟后下入丝瓜，炖至猪蹄熟烂离火，调入味精即成。佐膳服食，在1~2天内食完。

【功效主治】抗癌降脂、养血通络、补虚下乳。适用于肾癌、肾病综合征及高脂血症。

海参蘑菇猪肉汤

【组成】水发海参150g，鲜蘑菇100g，猪瘦肉100g，料酒、生姜片、味精、香油各适量。

【制法用法】将海参切丁块，猪肉剁末，蘑菇洗净撕片。起油锅，加热后下入姜片，放入肉末，烹上料酒，倒入清水，煮沸后加入海参丁块、蘑菇，一同炖汤，调入香油、味精即成。佐餐食用。

【功效主治】补虚抗癌、降低血糖。适用于脾肾两虚之肾癌、肾病性糖尿。

鹅肉鱼鳔汤

【组成】鹅肉250g，鱼鳔50g，味精少许。

【制法用法】鹅肉切片，与鱼鳔共入锅中，加水适量煮熟，放入味精调味即成。每日分2次食完，连用3~5日。

【功效主治】养血益气、补肾养阴、抗癌固精。适用于气阴两虚而致肾癌、肾病综合征。

三核粥

【组成】山楂核100g，橄榄核100g，荔枝核100g，小茴香

10g，粳米 100g。

【制法用法】将山楂核、橄榄核、荔枝核烧灰存性研末；粳米淘洗干净。锅上火，加入适量清水、粳米，然后下入小茴香、三核粉末，先用旺火烧沸，后用文火煮至粥成。每日 1 次。

【功效主治】消积化滞。适用于肾癌。

小蓟粳米粥

【组成】鲜小蓟（即刺儿菜）250g，粳米 50g，白糖 20g。

【制法用法】先将鲜小蓟洗净，切碎，压榨取汁；粳米淘洗干净。锅上火，加水适量，下入粳米，先用大火烧沸，转用慢火煮米熟。粳米熟时放入白糖、小蓟汁液，继用小火煮至米烂成粥。可早餐食用。

【功效主治】凉血止血，祛瘀消肿。适用于肾癌。

荠菜粥

【组成】鲜嫩荠菜 200g，粳米 100g，白糖 20g，食盐、花生油各适量。

【制法用法】将荠菜洗净，切碎，压榨取汁；粳米淘洗干净。将粳米放入锅内，加水适量，先用大火烧沸，转为小火熬煮成米熟，下入白糖、花生油、食盐、荠菜汁，继续用小火煮至米烂成粥，即可食用。可早餐食用。

【功效主治】清热凉血。适用于肾癌。

荸荠海蜇羹

【组成】荸荠 30 枚，海蜇 30g，白糖少许。

【制法用法】将荸荠、海蜇洗净，切成小块，放入锅内，加适量清水，共煮成羹，加入白糖少许，即可食用。每日 1 次。

【功效主治】清热凉血。适用于肾癌。

五灵脂粥

【组成】五灵脂 10g，茜草 30g，延胡索 15g，粳米 100g，白糖适量。

【制法用法】将五灵脂、茜草、延胡索洗净，放入锅内，加入水适量，煎 15 分钟，去渣取汁备用。将粳米淘洗干净，与药汁一起煮粥，粥成用白糖调味即可。每日分次食用。

【功效主治】收敛止痛。适用于肾癌。

栗子藕粉羹

【组成】生栗子粉 30g，藕粉 20g，白糖 20g。

【制法用法】将生栗子粉下锅，加一大碗水，边搅边煮 15 分钟，然后将水调藕粉、白糖倒入，搅煮待羹浓稠时离火，凉后即可食用。可早餐食用。

【功效主治】健脾益肾。适用于肾癌。

保元茶

【组成】人参 1g，黄芪、甘草各 3g，绿茶 3g。

【制法用法】将 3 味药粉碎，同绿茶一起放入茶杯中，加沸水冲泡 15 分钟即可饮用。代茶饮用。

【功效主治】补气固表。适用于肾癌等。

党参莲肉茶

【组成】党参 5g，莲子肉 5g，绿茶 3g，蜂蜜 10g。

【制法用法】将党参、莲子肉捣碎，放入茶杯中，加绿茶、蜂蜜，用沸水冲泡 15 分钟，即可饮用。

【功效主治】补脾益肺、养心益肾。适用于肾癌。

还童茶

【组成】菟丝子 3g，牛膝、山药、茯神、续断各 2g，红茶 5g，蜂蜜适量。

【制法用法】将诸料捣碎，放入电热杯中加水通电加热煎沸片刻，加红茶、蜂蜜浸泡 15 分钟，即可饮用。

【功效主治】滋肾益精。适用于肾癌等。

黄精首乌抗衰茶

【组成】黄精、何首乌、刺五加、黄芪各等份，绿茶 5g，冰糖适量。

【制法用法】将诸药粉碎，同绿茶一起放入电热杯中，加水通电加热煮沸 15 分钟，停止加热即可饮用。

【功效主治】滋阴益肾。适用于肾癌。

枸杞菊花抗衰茶

【组成】枸杞子、生地黄、菊花各 3g，绿茶 5g，冰糖适量。

【制法用法】将枸杞子、生地黄粉碎同菊花、绿茶一起放入电热杯中，通电加热煮沸后关闭电源，加适量冰糖即可饮用。

【功效主治】补肾，清热凉血。适用于肾癌。

黄芪枸杞子茶

【组成】黄芪、枸杞子各 5g，绿茶 3g，冰糖 10g。

【制法用法】将黄芪、枸杞子粉碎，同绿茶、冰糖一起放入茶杯中，加沸水冲泡 15 分钟即可饮用。

【功效主治】补气、固表益肾。适用于肾癌。

枸杞五味茶

【组成】枸杞子、五味子各 10g，冰糖 10g，绿茶 3g。

【制法用法】将五味子、枸杞子粉碎与绿茶、冰糖一起加沸水，冲泡 15 分钟即可饮用。

【功效主治】润肺滋肾。适用于肾癌。

党参黄芪茶

【组成】党参 3g，黄芪 6g，绿茶 3g，蜂蜜 10g。

【制法用法】将党参、黄芪粉碎，同绿茶一起放入茶杯中，用沸水冲泡 15 分钟后再加蜂蜜溶解，即可饮用。

【功效主治】补气固表。适用于肾癌。

健身茶

【组成】黄精 5g，制首乌、枸杞子、酸枣仁各 2.5g，绿茶 3g。

【制法用法】将诸药粉碎放入电热杯中加水通电加热至沸，停止加热加入绿茶浸泡 15 分钟后即可饮用。

【功效主治】健脾益肾。适用于肾癌。

党参人参茶

【组成】党参 4g，人参 1g，绿茶 3g，冰糖 10g。

【制法用法】将党参、人参粉碎成细末，同绿茶一起放入茶杯中，加冰糖用沸水冲泡 15 分钟，即可饮用。

【功效主治】补气益肾。适用于肾癌。

养生延年茶

【组成】杜仲、续断、石斛、覆盆子、五味子各 2g，红茶 5g，蜂蜜适量。

【制法用法】将诸药粉碎，放置电热杯中加水通电煮沸片刻，再放入红茶和蜂蜜，停止加热、浸泡 15 分钟，即可饮用。

【功效主治】补肝肾。适用于肾癌。

枸杞龙眼茶

【组成】枸杞子、龙眼肉各 5g，绿茶 5g，冰糖 10g。

【制法用法】将枸杞子、龙眼肉切碎，同绿茶一起放入茶杯中，加沸水冲泡 15 分钟，加冰糖溶化，即可饮用。

【功效主治】补益脾肾。适用于肾癌。

三圣茶

【组成】人参、山药、白术各 4g，绿茶 3g，冰糖 10g。

【制法用法】将人参、山药、白术粉碎，同绿茶、冰糖一起放入茶杯中，用沸水冲泡 15 分钟即可饮用。

【功效主治】滋阴补气。适用于肾癌。

第三节　中药外用偏验方

肾癌止痛散

【组成】冰片 3g，藤黄 3g，麝香 0.3g，生南星 20g。

【制法用法】外用。共为细末，酒、醋各半调成糊状，涂布于腰区肿块处，药干后换掉。每日 1 剂。

【功效主治】清热止痛。适应于肾癌伴见疼痛并发症。

冰香止痛液

【组成】朱砂 15g，乳香 15g，没药 15g，冰片 30g。

【制法用法】外用。共为细末，装入盛有 500ml 米醋的瓶内，密封 2 天取上清液入小瓶备用，用棉签或毛笔蘸药水涂痛处，稍干后再用几遍，一般用药后 10~15 分钟疼痛消失，可维持 2 小时以上。每日 1 剂。

【功效主治】破瘀止痛。适应于肾癌伴见疼痛并发症。

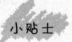

小贴士

肾癌患者日常生活需注意的事项

肾癌的发生是多方面因素共同作用的结果。食物、营养与癌症发生存有密切关系，膳食结构不合理是导致癌症发病的重要外部因素，肾癌病人日常生活需注意以下几方面：

1. 不提倡饮酒：如饮酒每天不超过一杯（相当于 250ml 啤酒、100ml 红酒或 25ml 白酒）。

2. 控制体重：避免体重过重，超重或过度肥胖容易导致肾癌和增加对侧肾脏负担。

3. 限制红肉，包括猪、牛、羊肉的摄入，尽量少吃经过高温加工的肉制品，如红肠、罐头(还含有防腐剂)等等，每天应少于90g，最好用鱼和家禽替代红肉。

4.尽量避免含糖饮料，限制摄入高能量食物，尤其是高糖食品，或者低纤维、高脂肪的加工食品，如汉堡包、炸薯条等等。

5.少吃烧烤的食物：烤鱼、烤肉时应避免肉汁烧焦。直接在火上烧烤的鱼、肉尽量少食用。最好煮、蒸、炒食物。

6.限制食盐的摄入，特别对有肾功能不全的肾癌病人，每日不超过5g。咸菜、泡菜、榨菜、咸面包、油条、紫菜、油菜、菠菜、茴香、芹菜、金针菜、萝卜等应少吃。因为这些食品每百克中含钠量较高。这些食物吃多了，也就等于食盐量增加。

7.注意食物多样化，以植物性食物为主，应占每餐的2/3以上，癌症病人食谱切不可简单和单一。应该是品种多，花样新，结构合理，在制作食谱时，要尽可能做到：清淡和高营养优质量相结合，质软易消化和富含维生素相结合，总热量要够，营养要平衡，食物结构要合理。

参考书目

《寿世保元》
《医方考》
《丹溪治法心要》
《脉因证治》
《简明医彀》
《备急千金要方》
《奇效良方》
《解围元薮》
《证治准绳·类方》
《世医得效方》
《明医指掌》
《古今医鉴》
《校注医醇賸义》
《医学妙谛》
《医学传灯》
《医方集宜》
《太平惠民和剂局方》
《太平圣惠方》
《普济本事方》
《仁斋直指方论（附补遗）》
辽宁中医杂志
中医杂志
黑龙江中医药
浙江中医杂志
福建中医药
广西中医药
河北中医

白求恩医科大学学报
中国中西医结合杂志
陕西中医
江西中医药
云南中医中药杂志
中国中医药信息杂志
上海中医药杂志
甘肃中医
实用中医药杂志
中医研究
中医函授通讯
上海医学
吉林中医药
中药材
四川中医
湖南中医学院学报
甘肃中医学院学报
新疆中医药
中国乡村医生
贵阳中医学院学报
湖南中医药导报
云南中医学院学报
浙江中医学院学报
中医外治杂志
中医药研究
陕西中医函授
中医药学报